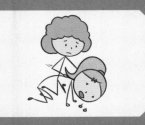

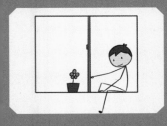

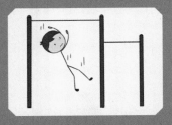

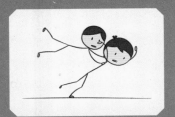

学会
应急护理，
像我这样
做妈妈

每个家庭都需要的
婴幼儿急救百科

[澳] 萨拉·亨斯特德 ● 著

卢静洁 ● 译

U0351685

天津出版传媒集团

天津科学技术出版社

著作权合同登记号：图字02-2019-121号

A Life. A Finger. A Pea Up a Nose: CPR KIDS essential First Aid Guide for Babies and Children by Sarah Hunstead
Copyright © Sarah Hunstead 2013.
Revised Edition Copyright © CPR Kids Pty Ltd 2017.
First published in English by CPR Kids Pty Ltd in 2013 and this revised edition by HarperCollins Publishers Australia Pty Limited in 2017.
This Chinese Simplified Characters language edition is published by arrangement with HarperCollins Publishers Australia Pty Limited, through The Grayhawk Agency Ltd.
The Author has asserted her right to be identified as the author of this work.

图书在版编目（CIP）数据

学会应急护理，像我这样做妈妈：每个家庭都需要的婴幼儿急救百科 /（澳）萨拉·亨斯特德著；卢静洁译. — 天津：天津科学技术出版社，2019.7

书名原文：A LIFE. A FINGER. A PEA UP A NOSE

ISBN 978-7-5576-6496-1

Ⅰ.①学… Ⅱ.①萨… ②卢… Ⅲ.①婴幼儿—护理②小儿疾病—急救 Ⅳ.①R174②R720.597

中国版本图书馆CIP数据核字（2019）第109408号

学会应急护理，像我这样做妈妈：每个家庭都需要的婴幼儿急救百科
XUEHUI YINGJI HULI, XIANG WO ZHEYANG ZUO MAMA:
MEI GE JIATING DOU XUYAO DE YINGYOUER JIJIU BAIKE

责任编辑：孟祥刚　刘丽燕

责任印制：兰　毅

出　　版：天津出版传媒集团
　　　　　天津科学技术出版社

地　　址：天津市西康路35号

邮　　编：300051

电　　话：（022）23332490

网　　址：www.tjkjcbs.com.cn

发　　行：新华书店经销

印　　刷：三河市金元印装有限公司

开本 700×1000　1/16　印张20　字数215 000

2019年7月第1版第1次印刷

定价：45.00元

急救法则快速参考

记住：保持冷静，相信你的直觉。如果担心孩子出现不可控的意外，一定及时带孩子去医院寻求帮助。

过敏性反应

哮喘

基础生命支持

咬伤和蜇伤

惊厥

出血

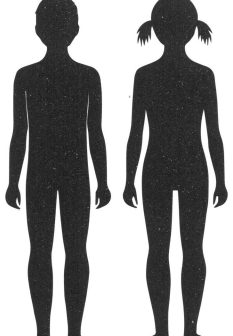
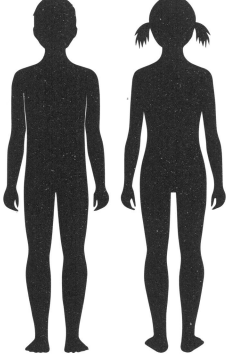

中毒

烧伤

肢体受伤

窒息

头部受伤

异物

眼部受伤

牙齿受伤

需要警惕的情况！

本节中出现的"小红旗"表示需要紧急医疗救助，请及时呼叫救护车，并且遵循DRSABCD（一种系统的急救方法，为了便于记忆，提取了急救措施的英文单词首字母，组成"DRSABCD"，正文对此有详细介绍）的原则进行急救。此时不要给宝宝任何饮食！

肾上腺素自动注射器使用方法

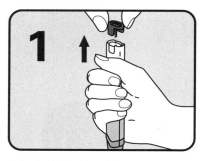

握紧注射器，拔出蓝色安全栓。

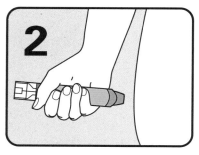

保持腿不动，不管有没有隔着衣物，直接将注射器末端的橙色部位抵在大腿外侧。

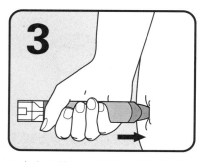

用力向里按压，听到或感觉到"咔嗒"一下之后，保持3秒钟，然后将注射器拿走。

肾上腺素使用注意事项

轻度或中度过敏性反应症状

- 嘴唇、脸、眼睛肿胀
- 皮肤上有荨麻疹或伤痕；
- 嘴巴感到刺痛；
- 腹痛、呕吐（这些是昆虫引起的过敏反应的迹象）。

应该怎么做？

- 昆虫蜇伤引起的过敏：如果被蜇伤的地方能看到刺，就把它取出来；
- 蜱虫叮咬引起的过敏：**将蜱虫冷冻、干燥，让它自己掉下来；**
- **和他人保持联系**，并寻求帮助；
- 找出家里备用的肾上腺素自动注射器；
- 和家人或紧急联络人联系。

严重过敏反应发生之前，并不一定会出现轻中度的过敏症状（如荨麻疹肿胀）。

无论注射器的使用说明是怎么写的，都应保持3秒钟不动。

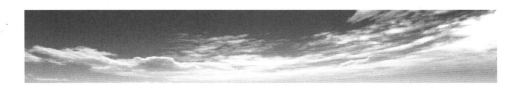

需要密切注意这些严重过敏反应的迹象：

- 呼吸困难或呼吸的时候有啰音；
- 喉咙肿胀或发紧；
- 说话困难或声音沙哑；
- 面色苍白或身体松软无力（幼儿）。
- 舌头肿胀；
- 喘息或持续咳嗽；
- 持续头晕或站不住；

严重过敏反应的处理：

1. 让患者躺下，不要站着或走来走去；
   如果患者已经失去了
   意识，需要把他摆放
   成复苏体位（等待救
   援时的一种安全姿
   势，正文有详细介绍）；
   如果患者呼吸困难，可以让他坐着；

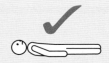

2. 给患者使用成人版注射器或儿童版肾上腺素自动注射器；
3. 打电话呼叫救护车；
4. 和家人或紧急联络人联系；
5. 如果注射肾上腺素后没有明显改善，可以在5分钟后再注射一次；
6. 将患者送往医院至少观察4小时。

如果对使用肾上腺素注射器有疑问

无论什么时候，只要患者失去意识或者呼吸不正常，马上施行心肺复苏术。

如果患者以前患有哮喘，或者以前因为食物、昆虫或药物过敏发生过突发性呼吸困难（包括气喘、持续咳嗽或声音嘶哑），那么即使没有皮肤症状，也应该**首先使用肾上腺素自动注射器**。

澳大利亚国家哮喘委员会

抗击哮喘的引导者

儿童哮喘的急救

1 让孩子坐直。
保持冷静，安慰孩子，让她安心。
不要让孩子独处。

2 给孩子准备蓝色或灰色的急救药物吸入器［例如喘乐宁、Asmol 或 Airomir（均为哮喘缓解药物）］，分4次喷入。
如果条件允许，最好使用储雾罐。
（每次喷一下，呼吸4～6次。）
最好使用孩子自己的药物吸入器。
（如果没有自备药物吸入器，使用急救箱里的吸入器，或者借一个。）

3 静待4分钟。
如果孩子还是不能正常呼吸，**就再喷4下**。
［每次喷一下（有条件的请使用储雾罐）。］

4 如果孩子依旧不能正常呼吸
需要立即呼叫救护车！
并且告诉救护人员孩子出现了哮喘发作。
继续给孩子使用哮喘缓解药物。
在救护车到现场之前，保持每4分钟喷一次，每次喷4下的频率。

或

博利康尼（特布他林）

分2次使用博利康尼吸入器。
对于平时不怎么服用博利康尼的孩子，如果没有吸入器，并且**年龄在6岁或以上**，都可以选择博利康尼。

等4分钟。
如果孩子仍然不能正常呼吸，**就再给一次药物**。

如果孩子还是不能正常呼吸的话，需要立即呼叫救护车！
并且告诉救护人员孩子出现了哮喘发作。
继续给孩子使用哮喘缓解药物。
在救护车到现场之前，保持每4分钟给一次药的频率。

仅限6岁及以上的孩子使用。

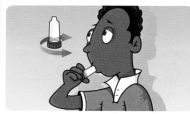

· 拧开瓶盖；
· 吸入器的开口朝上，**旋转把手**，然后再转回来；
· **让孩子呼气**，并且告诉孩子在呼气时不要移开吸入器；
· 让孩子咬住吸嘴，然后闭紧嘴唇，含住吸嘴；
· 让孩子**用力深吸气**；
· 然后让孩子慢慢呼气，呼气的时候**不要对着吸入器**；
· **再重复给药一次**——每次重复给药之前，都需要左右旋转一次把手；
· 盖好盖子。

如何使用吸入器？

有储雾罐
有条件尽可能使用储雾罐

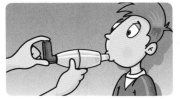

- 安装储雾罐（4岁以下的宝宝应当使用面罩）；
- **打开吸入器盖子，并摇晃均匀；**
- 将吸入器和储雾罐水平连接在一起；
- 让孩子咬住吸嘴，然后闭紧嘴唇，含住吸嘴，**或者**用面罩扣住宝宝的口鼻，确保周围不漏气；
- **用力按一次吸入器，**将药物的气雾喷到储雾罐里面；
- 让孩子对着储雾罐**呼吸4~6次；**
- **重复喷1次药物，总共喷4次——**记住每次喷之前都需要摇一摇吸入器；
- **盖好盖子。**

没有储雾罐
如果没有储雾罐，孩子的年龄需要在7岁以上

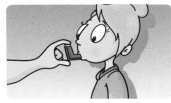

- **打开吸入器盖子，并摇晃均匀；**
- 让孩子**在呼气的时候**不要对着吸入器；
- 让孩子咬住吸嘴，然后闭紧嘴唇，含住吸嘴；
- 让孩子慢慢地深呼吸；
- 在孩子吸气的时候**用力按一次吸入器；**
- 让孩子憋住气，至少4秒钟，然后呼气，嘱咐她不要对着吸入器呼气；
- **重复喷1次药物，总共喷4次——**记住每次喷药之前都需要摇一摇吸入器；
- **盖好盖子。**

*如果没有储雾罐，并且孩子的年龄在7岁以下，需要把孩子或大人的手握成杯子的形状，盖好口鼻，确保不漏气。然后按压吸入器，让药物的气雾流到手掌里面，接下来的步骤**与有储雾罐的情况相同。**

不确定是不是哮喘？
立即呼叫救护车！

如果孩子的意识还清醒，并且看上去主要症状是呼吸困难，也可以按照处理哮喘的方法进行急救。如果孩子本身没有哮喘，使用哮喘缓解药物也不会造成不良后果。

严重的过敏反应，
立即呼叫救护车！

条件允许的情况下，请参照儿童过敏反应行动计划进行救助。如果孩子之前就有严重过敏的病史，并且这一次也出现了严重的过敏反应，请使用肾上腺素自动注射器，然后再让他们服用哮喘缓解药物。

虽然制表时已经做了充分的考虑，但这份图表仍只能作为一般指导，并不能完全代替医生。如果在使用本图表时造成了任何损伤（包括因疏忽造成的后果），澳大利亚国家哮喘委员会概不负责。

© 澳大利亚国家哮喘委员会 2011

基础生命支持——DRSABCD

基础生命支持

D Dangers（危险）
周围环境是否有危险?

R Response（反应）
你的孩子现在有反应吗?

S Send for Help（呼救）
进行呼救。

A Airway（气道）
孩子的呼吸道通畅吗?

B Breathing（呼吸）
孩子的呼吸有没有异常?

C Compression（心肺复苏）
每做30次胸部按压，做2次人工呼吸。如果不能进行人工呼吸，则持续进行胸部按压。

D Defibrillator（除颤）
连接AED（自动体外除颤器），拿到手的第一时间按照提示进行操作。

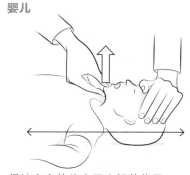

婴儿

保持宝宝的头在正中间的位置

用两个手指给宝宝做胸部按压。

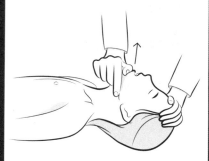

儿童

让孩子的头部向后倾斜，抬起下巴

用一只或两只手给孩子做胸部按压。

继续进行心肺复苏，直到孩子有反应，或者恢复了正常的呼吸。

中国急救电话号码：120

咬伤和蜇伤

毒蜘蛛和蛇咬伤

+ 如果你怀疑孩子被蛇或危险的蜘蛛咬伤（详见第87～95页），请拨打电话呼叫救护车。

+ 从被咬伤的四肢末端（即手指或脚趾）开始缠绕压力绷带，一直缠到四肢近端（如大腿根部位）。

+ 固定好肢体。

+ 如果被咬伤的部位在躯干或脖子，则用布垫按压咬伤的部位即可，**不要**影响到孩子的呼吸。

+ 让孩子保持安静，不要让孩子到处走动。

+ 不要冲洗或吸吮被咬伤的部位。

其他蜘蛛咬伤

+ 在被咬伤的区域进行冰敷，不要使用压力绷带。

+ 寻求进一步的治疗。

蜜蜂或马蜂蜇伤

+ 及时去掉蜂刺。

+ 用肥皂水清洗被咬伤的区域。

+ 使用冰袋进行冷敷。

 需要警惕的情况！——蜜蜂或马蜂蜇伤

+ 对蜇伤产生过敏反应。

+ 难以呼吸。

+ 脸、嘴巴或舌头红肿。

+ 呕吐和/或腹部疼痛。

+ 蜇伤部位疼痛剧烈。

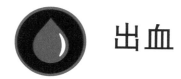 # 出血

伤口的处理

+ 使用清洁干燥的材料覆盖住伤口，并垂直用力按压。

+ 按压5分钟。

+ 如果有血从伤口中喷出，请垂直用力按压，同时呼叫救护车。

+ 如果伤口里有异物刺入，不要把它拔出来，要稳定住伤口并向医生求助。

+ 如果伤口外张、很深、不干净，或位于一个不好处理的地方（例如眼睛、嘴唇或耳朵），需要联系医生来处理。

+ 在见到医生之前，不要给孩子任何饮食。

+ 如果伤口比较小，请先清洁伤口，必要时用杀菌药物处理，然后覆盖好伤口。

擦伤

+ 用水清洗伤口并去除污垢。

+ 使用杀菌药物进行处理，必要的情况下用不粘敷料覆盖。

+ 观察伤口有没有感染的迹象。

+ 如果你担心孩子的情况，请向医生求助。

肢体截断

+ 当务之急是给伤口加压，让出血速度减慢或停止。

+ 呼叫救护车。

+ 捡回断肢，用潮湿（但不是完全湿透的）纱布或纸巾包起来，并密封在塑料袋里。

+ 将塑料袋放在冰水里保存，但不要把断肢直接放在冰水中。

+ 把断肢放在孩子身边保管好。

流鼻血

+ 帮助孩子冷静下来。

+ 让孩子身体向前倾。

+ 捏住孩子的鼻翼，让她通过嘴来呼吸。

+ 将冷敷材料放在孩子的鼻梁上。

+ 保持10分钟。

+ 嘱咐孩子**不要**用力吸鼻子、擤鼻涕或者抠鼻孔，这样坚持15分钟。

+ 如果出血还没有停止，请向医生寻求帮助。

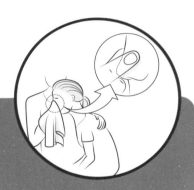

 需要警惕的情况！

+ 出血无法控制。

+ 血从伤口的创面喷涌出来。

+ 大伤口或很深的伤口。

+ 严重疼痛。

+ 受伤的部位变得麻木或有针扎的感觉。

+ 有异物插在伤口里。

+ 肢体被截断。

烧伤

+ 对于身上燃烧的明火，记住"四字真言"：**停、躺、遮、滚**，也就是：马上停下手里的事情，躺在地上，遮住脸，左右打滚让身上的火熄灭。
+ 马上脱掉衣服，包括宝宝的尿布，除非衣物已经粘在身上脱不下来。
+ 用清凉的自来水冲洗烧伤部位，至少20分钟。
+ 使用保鲜膜或不粘敷料盖住烧伤部位。
+ 向医生寻求帮助。
+ 在烧伤后的3小时内，使用这些急救措施都是有效的。

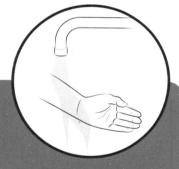

 需要警惕的情况！

+ 面部或颈部烧伤。
+ 孩子的鼻子或嘴周围出现了烟灰，这种情况可能意味着孩子的气道也被烧伤了。
+ 难以呼吸。
+ 烧伤区域很大。
+ 严重疼痛。
+ 化学或电烧伤。
+ 孩子可能吸入了烟雾。
+ 皮肤发白、表面像皮革一样或已经被烧焦。

窒息

如果孩子已经失去了意识：

+ 呼叫救护车。
+ 开始进行DRSABCD急救。

孩子有意识，但咳嗽并不是很有效，或者不咳嗽：

+ 给孩子拍后背，不要超过5次。
+ 如果拍后背没有效果，就用力推孩子的胸部，但不要超过5次。
+ 不知道呼吸道的堵塞情况，请呼叫救护车。
+ 继续给孩子拍后背或推胸部，直到堵塞气道的异物掉出来，或医疗
  支援到达现场。

孩子有意识，同时能做出很有效的咳嗽：

+ 鼓励孩子咳嗽。
+ 陪在孩子身边，直到她症状完全缓解。
+ 孩子的病情一旦出现了恶化，务必呼叫救护车，并且根据孩子的情
  况，进行拍背、推胸或DRSABCD急救。

 需要警惕的情况！

+ 孩子不能出声或无法咳嗽。
+ 脸色发青。
+ 大量流口水。
+ 声音嘶哑。
+ 持续咳嗽。
+ 呼吸很吃力或伴有啰音。
+ 烦躁不安或非常惊慌。

牙齿受伤

乳牙损伤或脱落：

+ 拾取牙齿的时候，要捏住牙冠部位。

+ **不要**触摸牙根。

+ 将脱落的牙齿放入牛奶或唾液中，不要放在水里。

+ **千万不要**把脱落的牙齿插回去。

+ 尽快联系口腔科医生进行治疗。

恒牙损伤或脱落：

+ 拾取牙齿的时候，要捏住牙冠部位。

+ **不要**触摸牙根。

+ 如果牙根部被弄脏了，可以用牛奶、唾液或盐水轻轻冲洗，**不要**在水里擦洗。

+ 如果条件允许，可以把脱落的牙齿插回去。

+ 找一块干净的布，让你的孩子咬住。

+ 如果不能把脱落的牙齿插回去，请将牙齿放到牛奶、生理盐水或唾液中。

+ 尽快联系口腔科医生进行治疗。

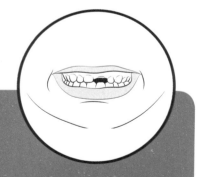

 需要警惕的情况！

+ 口腔或面部严重受伤。

+ 无法吞咽。

+ 难以呼吸。

+ 出血无法控制。

眼睛受伤

+ **不要**让孩子揉眼睛。
+ 如果有异物溅到了眼睛里，需要用流动的自来水轻
  轻冲洗15分钟。
+ **不要**试图清除卡在眼睛里的任何东西。
+ **不要**强迫孩子睁眼。
+ 使用纸杯遮住受伤的眼睛，并尽快向医生求助。
+ 在见到医生之前，**不要**使用任何药水或药膏。

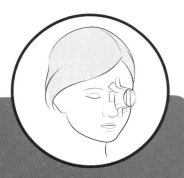

 需要警惕的情况！

+ 化学品或其他污染物进到了眼睛里。
+ 眼睛有切开的伤口或感到刺痛。
+ 眼睛里有异物。

异物

+ 如果你的孩子坐立难安或心烦意乱，**不要**试图清除异物，而要向医生寻求帮助。

+ 如果你的孩子很冷静，并且异物在鼻子里，可以尝试让孩子呼气，把异物呼出来。

+ 如果呼气没有效果，请寻求医生的帮助。

+ 对于眼睛、耳朵和生殖器中的异物，应当向专业医生求助。

气道内异物的处理（窒息）

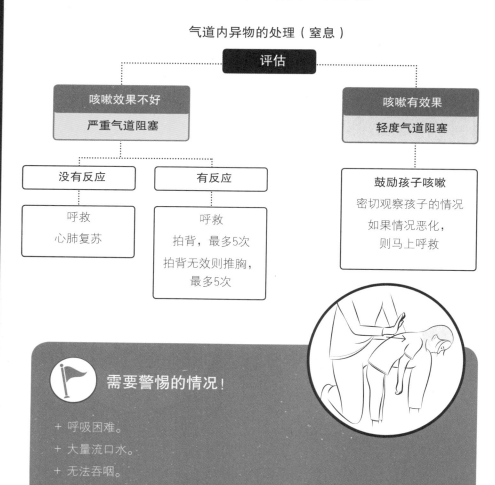

评估

咳嗽效果不好
严重气道阻塞

咳嗽有效
轻度气道阻塞

没有反应

呼救
心肺复苏

有反应

呼救
拍背，最多5次
拍背无效则推胸，
最多5次

鼓励孩子咳嗽
密切观察孩子的情况
如果情况恶化，
则马上呼救

需要警惕的情况！

+ 呼吸困难。

+ 大量流口水。

+ 无法吞咽。

+ 声音嘶哑。

头部受伤

如果你的孩子在撞到头之后出现了以下症状，或者你十分
担心孩子的情况，请立即向医生求助：

+ 呕吐。

+ 不是正常的睡觉时间却出现了嗜睡。

+ 视力模糊。

+ 头晕。

+ 出现了异常的行为。

+ 抽搐。

+ 受伤的那一侧出现了波动性肿块。

+ 意识混乱。

+ 头痛。

+ 失去意识。

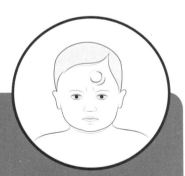

 需要警惕的情况！

+ 意识丧失。

+ 癫痫发作（抽搐）。

+ 伤口出血，无法控制。

+ 昏昏欲睡。

+ 从高处跌落下来或者在高速的运动中受伤。

肢体受伤

重伤

+ 如果患肢的手指和脚趾与其他部位相比，出现了颜色苍白、发蓝或摸起来很凉的状况，又或者你的孩子说，受伤的肢体感到麻木或有被针扎的感觉，请立即呼叫救护车。

+ 如果受伤的部位出现了严重畸形，或者骨头穿透了皮肤，这是一种很紧急的情况，请马上呼叫救护车。

+ 不要试图移动孩子或她的肢体，如果孩子所处的地方有危险，要小心翼翼地搬运，并且尽可能让她感到舒适。

+ 不要给孩子任何食物。

轻伤

+ 固定肢体。

+ 将受伤的肢体抬高。

+ 用冰袋进行冷敷。

+ 给孩子一些缓解疼痛的治疗，同时向医生求助。

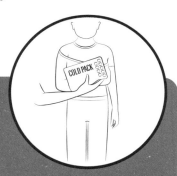

 需要警惕的情况！

+ 肢体变形。

+ 开放性骨折（骨头已经穿过皮肤）。

+ 和没受伤的肢体相比，患肢呈现出淡蓝色或摸起来很凉。

+ 受伤的肢体有针刺感或麻木感。

+ 疼得无法抑制。

中毒

如果你的孩子吸入了毒物：

+ 保证自己的安全，并让你和你的孩子呼吸新鲜空气。
+ 致电中毒控制信息热线以获得帮助（澳大利亚有专门的中毒信息热线131126。中国请拨打120）。

如果你的孩子吞咽了毒物：

+ 清除剩余的毒物，或让你的孩子离开这里。
+ 不要让你的孩子呕吐出来，这样可能会让毒物再次向上移动，并导致二次伤害。
+ 致电中毒控制信息热线，如果条件允许的话，准备好装毒物的容器。

如果孩子的眼睛或皮肤沾染了毒物：

+ 脱掉可能被毒物污染的衣服，同时保证自己的安全。
+ 用大量清凉的自来水冲洗眼睛或皮肤。
+ 致电中毒控制信息热线。

记住，如果你的孩子已经失去了意识，或者感到非常不适，请按照DRS-ABCD的原则进行急救，并呼叫救护车。

 需要警惕的情况！

+ 孩子呼吸困难。
+ 失去了意识。
+ 昏昏欲睡。
+ 中毒控制信息热线告诉你需要呼叫救护车。

抽搐

+ 保持冷静。
+ 陪在孩子的身边。
+ 保证孩子远离危险。
+ 条件允许的话，让孩子保持复苏体位，并找一些柔软的东西让孩子
  枕在上面。
+ 不要在孩子的嘴里放任何东西。
+ 紧急呼叫救护车。
+ 如果可能的话，请你注意孩子抽搐的时长。
+ 如果孩子在抽搐停止之后仍然没有反应，请开始进行DRSABCD急救。

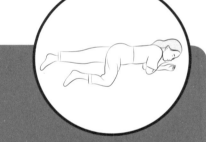

 ## 需要警惕的情况！

+ 第一次出现抽搐发作。
+ 孩子抽搐了5分钟以上。
+ 孩子这次发作和以前不太一样（如果你的孩子以前被确
  诊为癫痫，请记住她每次发作的特点）。
+ 孩子在发作时弄伤了自己。
+ 孩子在发作期间出现了呕吐。
+ 抽搐发作之后，孩子出现了呼吸困难。
+ 抽搐停止超过5分钟后，孩子仍然感到非常困倦。

推荐序一

　　我时不时地会碰到一些每个家庭都应该有的"必备"好书,《学会应急护理,像我这样做妈妈:每个家庭都需要的婴幼儿急救百科》肯定是其中之一。萨拉·亨斯特德凭借自己作为儿科急诊护士的工作经验,以及身为一名母亲的亲身经历,完成了这本极为优秀的著作,告诉了每个家庭在遇到一些突发状况时应该怎么做。

　　我们遇到意外或严重事故的时候,在几秒钟之内做出的决策可能挽救一条生命。但作为普通的父母,我们根本不知道从何入手。《学会应急护理,像我这样做妈妈:每个家庭都需要的婴幼儿急救百科》围绕孩子在家中可能发生的情景展开了探讨,并通过多次测试和评估总结了一些可行的建议。这些实用的提示,对每个家庭都能派上大用场。

　　我多希望在我的孩子年岁尚小的时候,我的家里能有这本书。当然了,这本书我是一定会给孙子的家里准备一本的。

　　干得好,萨拉。

玛吉·登特

作家、教育家、育儿与舒缓专家

推荐序二

孩子们是明天的花朵。

是我们的未来、梦想和最大的投资。

是我们的遗产，我们对人类的贡献。

作为孩子们的监护人和榜样，我们必须要具备足够的技能，来保障孩子们的身心安全。

拥有这些能力与知识，能够增强父母对养儿育女这件事的信心。掌握急救和心肺复苏的基本技能，可以让我们自信地陪伴孩子去探索世界。

这本书将会给你提供一些实用护理技巧，并教给你救命的技能。有了这些技巧，在观察和鼓励孩子进行探索的过程中，你可以充满信心地应对一些不可避免的风险，让孩子们变得更勇敢、更有韧劲。

作为一份绝佳的赠礼，这本书带来的信息是明确的：要勇敢地学习这些急救技能，在孩子们面对成长中的狂风骤雨时，让父母成为孩子最可靠的保护伞。

我们已经在婴儿车、安全座椅、饮食、教育和各种机遇上付出了经济成本，那么为什么不在挽救生命的知识和技能上也做一些投资呢？我们都知道，养大一个孩子需要很多人同心协力，但是同样地，人们还需要有意识地建立一套措施，来保护儿童，应对儿童出现的紧急医疗状况。

为了培养出保护孩子们的信心，在此，我向你发起挑战。

凯莉·史塔克

儿科急诊护士管理员

CanTeen[1]联合创始人

新南威尔士州儿童健康促进纪念奖得主

---

[1]澳大利亚的一个旨在为本人或其亲友患有癌症的青少年提供帮助的组织。——译者注

自序

孩子们的成长非常不可思议。这些小不点灵活又可爱，当然他们偶尔也会出现一些问题，和大人相比，孩子们需要更为频繁的医疗帮助。我作为一名儿科急诊护士，常年和15岁以下的孩子们打交道，更何况急诊室是个能让人大开眼界的地方。我常常觉得自己已经看惯了各种不堪回首的严重伤病，但是当一个孩子被送到医院时，仍然可能会有奇迹发生，如果这时候按课本上教条的做法，可能会让一些孩子错过治疗的最佳机会。

创立CPR Kids[1]之前，在婴儿和儿童急救教育计划中，我和许多出众的临床医生、优秀的医院进行过合作，也见证了很多父母针对孩子的伤病进行急救的场景。有的父母会使用一些临时的道具进行救助，例如，用卫生巾做成眼罩，非常有想法！这些父母心里清楚，及时的急救将会给孩子的健康带来莫大帮助。

另外，如果父母或其他监护人能够快速识别出孩子的症状和体征，并且及时得到了医疗协助的话，也会对孩子的预后[2]产生重大影响。孩子在

---

[1]本书作者创立的组织，旨在为家长提供儿童急救相关知识，与更多家庭分享儿科护理知识与经验。——译者注

[2]根据患者当前状况，估计未来经过治疗后的可能结果。——译者注

生病的时候，身边不一定会有聪明的妈妈或外婆，所以知道接下来应该从哪儿下手很重要，在合适的时间寻求恰当的医疗帮助更是至关重要的。

我的职业让我拥有更多的技能和知识来帮助孩子，尽管不少都是在被逼无奈的时候发挥作用，但是我依然觉得自己非常幸运。这意味着如果孩子受伤了或是生病了，我可以迅速进行正确的处理，并且知道在什么时候需要进一步向医生求助。作为一名儿科急诊护士，我知道自己的工作具有一定优势，所以，我通过这本书把知识和经验分享给你，相信你也会知道应该怎么做的。

作为一名护士，多年以来我见证了许多故事的发生，有一个故事我至今记忆犹新。有个叫作詹姆斯[1]的小男孩，他是个很好动的好奇宝宝。有一天，詹姆斯一个人在后院玩，他的父亲在厨房里，通过窗户观察孩子的情况。当时是冬天，雨下得很大。詹姆斯的父亲只有1分钟没盯住孩子，等到他转回来的时候，才发现他的孩子脸朝下跌倒在庭院的水景观赏池里，虽然水不深，但是已经足够淹没詹姆斯了。

詹姆斯的父亲此前接受过心肺复苏术的训练，他知道这时候应该怎么做。他飞奔到孩子身边，迅速把孩子从水里拉出来，短短60秒的时间，詹姆斯的皮肤已经开始发青了。他的父亲立即开始进行心肺复苏，邻居们在听到呼救声之后，叫了一辆救护车。詹姆斯被紧急抬上了救护车，在去往医院的途中一直持续接受着心肺复苏。虽然孩子的小心脏已经停跳了60秒，

---

[1]此名字为患者的化名。

但因为持续做心肺复苏，也因为配合后续接受的其他治疗，孩子的命保住了。

詹姆斯苏醒过来之后，在医院恢复了好长一段时间。现在，他已经是一个健康、活泼又聪明的大男孩了，他的父母内心充满了感激之情。如果孩子的父亲不懂得心肺复苏术，后果将不堪设想。因为大脑在缺乏血液和氧气的情况下，将会出现严重的脑损伤，甚至会令患者死亡。

所有家庭都必须学习急救护理和心肺复苏术的基本知识。你永远不知道这项技能可能在什么时候用上，也许心肺复苏将来拯救的，正是你自己的孩子！

萨拉·亨斯特德

附注：在这本书中，我用"她"来称呼孩子，只是因为我自己家里是两个女儿。我希望你能理解……男孩们，我并没有忘记你们。

如何使用本书

　　学会急救和照顾生病的孩子，是每个家庭都应该面对的问题。我写这本书的目的，是让每个家庭变得更加安全和幸福，并让你在遇到孩子的健康问题时充满信心地做出决策。

　　在《学会应急护理，像我这样做妈妈：每个家庭都需要的婴幼儿急救百科》这本书里，你会读到很多奇闻逸事。有些会让你头皮发麻，也有些可能会让你跟着故事一起哭一起笑。但无论是什么样的故事，都会促使你认真思考孩子的健康和安全问题。

　　本书中所提到的急救和疾病信息，来源于医疗管理机构基于实践提供的建议，内容都是有据可循的。

　　掌握急救相关技能非常重要，并且需要亲身动手实践，本书旨在对急救的课程做出补充。急救的方法列在了本书每章节的"处理"部分。请记住，如果你的孩子患有慢性病或需要特殊的照顾，在孩子生病或受伤时，你要确保自己已经从儿科医生那里学到了正确的处理措施。每个孩子都是独一无二的，因此一定要对每个孩子的特定治疗方法有充分的了解。

　　在本书中，你将看到许多关于儿童急救措施的实用提示和技巧。例如，给一个成年人缠绷带可能是一件相对容易的事，但给一个哭闹的孩子缠绷带，就是一大挑战了。照顾小孩子就像把章鱼装在网兜里一样难，不过别担心，按照这本书里面的步骤，相信你和你的孩子会从容不迫地应对各种突发事件。

处理孩子的健康问题大致需要三步：预防、识别和应对。在孩子受伤的时候，你知道应该怎样处理，这自然是好的，但是预防呢？其实有很多常识性的操作，可以让孩子远离伤病。记住，不要过分地束缚孩子也很重要，孩子需要走出去，到外面爬树、玩泥巴。承担风险也是童年生活的一个仪式，可以让孩子成长为一个自信、有适应能力的成年人。轻伤是难以避免的，而你只需要知道如何给这些小问题做好后续处理就够了。

书中插入的"急救法则快速参考"彩页，提供了紧急情况下最重要信息的简短摘要。标出的"需要警惕的情况！"提醒你，在孩子出现这些特殊症状和体征时，需要进行紧急医疗救治。

《学会应急护理，像我这样做妈妈：每个家庭都需要的婴幼儿急救百科》这本书中的所有建议都遵循着同一个原则：迅速采取行动，保护孩子的生命，并防止孩子受到进一步的伤害。你要保持冷静，并记住这些急救的基本规范。我想在这本书里传达的一个重要的思想就是，一定要保持冷静。当你看到一个受伤的孩子，特别当她是自己家孩子的时候，当时的情绪反应足以让你内心崩溃。但是要记住，如果孩子看到你慌慌张张的样子，她会更加害怕。所以父母要保持冷静，让孩子放下心来，告诉她一切都会好起来的，并且陪在她身边。等尘埃落定之后，你再发泄也不迟。

　　除了阅读这本书，我还建议你定期参与急救培训和面对面的心肺复苏训练。原因很简单，在医疗保健领域，我们一直在寻找更好的方法来处理伤病。如果有新的证据表明有更好的方法，或者证明了旧的方法其实是有害的，这时陈旧的处理方法可能就跟不上时代了。如果你想要知道最佳的处理方法，请确保自己了解的急救知识一直是最新的，特别是如果你的孩子有一些特殊需求，你就更应该这样做。

　　总之，要记住：在现有的条件下尽自己所能，同时保持活跃的思维，不要让孩子受到进一步的伤害。

第三章

常见外伤或异常状况的预防、识别和处理

第四章　婴幼儿常见疾病，"火眼金睛"先留意

第五章　365天的健康安全是最牢固的防火墙

第 一 章

生病受伤早防护，
孩子是最好的礼物

孩子是天生的冒险家，

他们会通过观察、触摸、

嗅闻和品尝来认识这个世界。

0～12个月的宝宝：睡眠突发状况多

当我刚把第一个宝宝带回家时，我和我的爱人面对粉嫩可爱的宝宝，根本不知道应该做些什么。我一直希望有人能帮帮我：怎么能让婴儿停止哭泣，了解她为什么哭。当然，不会有人告诉我们要怎么做，而我们也在照顾孩子的过程中，摸索出一些门道。就这样，大约9年后，我们的女儿长成了一个健康、快乐的孩子，这也证明我们之前所做的一切是没错的。后来，我们利用以往的育儿经验，开始养育下一个孩子，所以，我们打算将育儿的经历写成一本书，那肯定会受到孩子们的欢迎！

对新手爸妈而言，他们不用担心婴儿从树上掉下来，或被急速行驶的汽车撞到。因为婴儿的活动范围相对较小，通常情况下，父母也不太可能需要处理宝宝的骨折或唇部出血的情况。然而，对婴儿来说，他们在成长过程中有一系列特定的潜在危险，需要父母特别关注。在出生后的第一年，他们会快速地成长，从翻身、坐起，到自己移动身体。有些宝宝甚至在 1 周岁前就学会了走路。

宝宝第一次生病或受伤，会让父母感到非常心烦意乱，这也常常是父母第一次意识到宝宝的发育变化。想想看，宝宝第一次翻身的时候，是不是差点从床上或者换尿不湿的台子上掉下来？但一般情况下，新生儿不太容易从床上掉下来，他们睡觉的时候，父母一般会在旁边守护。只要保证孩子睡觉的地方安全，那她从床上掉下去的可能性是很小的。学步车是导致婴儿摔伤的一个重要原因。婴儿因为使用学步车而受伤的事情频繁发生，有些国家已经禁止使用学步车了。

对 1 周岁以内的宝宝而言，他们住院的主要原因是呼吸道感染，其次是意外摔伤。据可靠数据显示，摔伤通常发生在大人抱起孩子，以及孩子不小心从床上掉下来的时候。相关数据显示，大约 75% 的婴儿溺水案例发生在浴室中。

父母最应该担心的情况是婴儿猝死综合征（SIDS）[1]，或称"婴儿猝死"。如果婴儿没有明显的原因突然死亡，这种情况被称为"婴儿期意外猝死"（SUDI），其中包括 SIDS 和睡眠中发生的致死事件。一个婴儿可以在白天或晚上的任何时间死于 SUDI，但大多数婴儿会在睡梦中安静地离世。自 1989

[1] 指引起婴幼儿突然死亡的综合征，这种情况完全不能预知，且无法发现明显的致死原因。绝大多数的 SIDS 发生在婴儿睡眠中。——译者注

年澳大利亚实施"SIDS 与儿童"安全睡眠运动以来，因 SIDS 而早夭的婴儿数量减少了 80%。

现在，"SIDS 与儿童"有了一个更好记的名字——"红鼻子"组织（Red Nose）。根据他们的建议，为了保证宝宝的安全睡眠，最好采取以下措施：

+ 24 小时为宝宝提供安全的睡眠环境。

+ 从宝宝出生开始，让她睡觉时保持仰卧，不要侧躺或趴着。

+ 宝宝睡觉时，不要盖住她的头和脸。

+ 在宝宝出生前后让她处于无烟环境。

+ 在宝宝 6 个月到 1 周岁以前，让宝宝跟大人睡在一个房间里。

+ 母乳喂养宝宝。

另外，在父母给宝宝添加辅食的阶段，许多父母会担心宝宝会不会过敏，这同样也会引发新一轮复杂情绪的诞生，通常是喜悦中夹杂着一些焦虑。其实，在第一次给宝宝吃花生酱的时候，没必要如临大敌，只需要知道在宝宝出现过敏反应的时候，你应该怎么做就行了。

窒息也是导致宝宝发生意外事故的罪魁祸首之一，毕竟宝宝们总是喜欢把什么东西都往嘴里放。父母要记住的是，呕吐是正常的反应，但窒息不是。关于窒息的详细信息，可以参看后文第 129 ～ 142 页的详细介绍。

年幼的宝宝在自己生病的时候，并不能亲口告诉你她哪儿不舒服。通常情况下，父母在发现自己的宝宝身体不对劲的时候，最先注意到的是她吃奶不如原来好，她情绪有些不安，或者她比平时睡得更多。所以你应该知道孩子的正常情况是什么样的，如果孩子的表现和正常情况有出入，那就需要警惕了。

对宝宝的父母来说，心肺复苏术是一项必不可少的技能。对不健康的成年人而言，出现意外情况时通常会心脏骤停，可能是突然停跳或不能正常跳动，过一会儿再出现呼吸停止。但婴儿和儿童的情况与成人恰恰相反，他们的心脏通常很健康，所以在性命攸关的情况下，婴儿通常是先停止呼吸，然后心脏再停止跳动。

阅读与心肺复苏术知识相关的读物是一回事，实际操作又是另外一回事。很多医院提供了很多针对婴儿和儿童的急救课程的学习机会，你也可以在自己所在的地区找一个课程学习一下。

小结

+ 婴儿住院的主要原因是呼吸道感染，其次是意外摔伤。

+ 要遵循"红鼻子"组织提出的安全睡眠指南。

1 ～ 3 岁幼儿：日常意外情况多

　　1 ～ 3 岁的幼儿是个非常神奇的群体。他们会摇晃着自己的小脑瓜，在房间里横冲直撞，把这种百米冲刺当成任务一样乐此不疲。别以为这个场景很难想象，等到你也有了孩子，你就明白啦！

　　这些宝贝儿还经常一不小心就摔个大马趴，还没来得及爬起来，眼泪就先掉下来了，真是让家长们愁白了头。

　　　　幼儿住院的最主要原因就是跌倒，这个结论一点也不会让人觉得奇怪。另外，这个年龄段的宝宝发生溺水、烧伤、中毒的比例也很高，其中大约 60% 的溺水发生在浴池中。

　　孩子是天生的冒险家，他们会通过观察、触摸、嗅闻和品尝来认识这个世界。不管你再怎么告诉你家宝宝不要做这个、不要做那个，他们十有八九还是会去尝试一下。

比如我的嫂子，某天发现她 15 个月大的儿子把吸管放到了花露水里要尝尝味道，真是让我嫂子哭笑不得。不过放心，孩子没事的。

在幼儿蹒跚学步的过程中，他们脑子里是不会有"后果"这个概念的。他们爬到桌子上的时候只会觉得很兴奋，还会觉得如果从桌子上跳下来肯定很刺激，但从来不会考虑到这是一件很危险的事。他们比起绝大多数大人更加"活在当下"——虽说也有些成年人喜欢这样吧。另外，有的宝宝会在做过一两次危险的事之后就长记性了，也有一些宝宝选择无视后果，一而再，再而三地尝试。

幼儿的情绪变化很极端，可谓是"翻脸比翻书还快"，这种变化速度让人很没脾气（当然如果孩子不是你家的，最好还是保持一定距离）。这么大的孩子无论前一秒有多开心，都可以瞬间变成一个尖叫的小巫婆。对幼儿来说，挫败感是一种重要的情绪体验。当一个宝宝拼命想要独立完成一件事，但却没有像她想象中的那样很快完成的时候，就会变得非常沮丧。

值得庆幸的是，我家的大女儿并不怎么爱发脾气。如果我跟她说某件事很危险、不要这样做的时候，她似乎很快就能理解。但小女儿就不是这样了，我甚至觉得这孩子头上装着个雷达，能探测到我什么时候开始焦虑，我越焦虑她就玩得越欢，动不动就要从比她高两倍的地方跳下来，要不就是踩着滑板车乱窜。要是头盔能永远固定在这个小祖宗的头上该多好啊！但是这是不可能的，所以我只好……忍了！

　　头部受伤在幼儿这个年龄段非常普遍，特别是幼儿学会走路之后就更常见了。幸运的是，一般宝宝即便在头上磕出一个大包，稍微哭一下，然后该做什么还做什么。在受伤这件事上，幼儿的适应能力是超过大多数成年人的。

　　幼儿还喜欢到处乱钻，对他们来说，没有什么地方是他们不能去的。父母要擦亮眼睛，盯紧宝宝们的行动，搞不好一个不留神，他们就会爬上书架，或者把你钱包里的钱当成纸片玩耍。持续保持警惕确实会让人筋疲力尽，所以对于那些家里有好几个宝宝的家长，我要向你们致敬！

　　由于幼儿有着十足的好奇心，所以中毒也是很常见的。一些药品和日化用品的颜色很鲜艳，对幼儿来说，这意味着它们看上去很好吃，所以宝宝们经常会去尝试。对家长来说，防范胜于救灾，所以要保证这些东西都放在了宝宝够不到的地方。

　　家里有客人来访的时候，也要记得把客人的包包放远一点，毕竟无论是你还是客人，都不想看到包包被孩子翻乱的场景，更何况如果客人包里还有什么需要随身携带的药物，被孩子误食可就不好了。

　　还有，窒息也是幼儿的常见问题。这个年龄段的宝宝总喜欢把一些物品放在嘴里，或者塞到身上的各种孔里面。我见过乐高积木、豌豆、硬币等各种杂七杂八的东西，被宝宝们想方设法地塞到了身体的各种地方。孩子们嘴里含着东西跑来跑去是很危险的，不仅容易让口腔受伤，更可能导致窒息。曾经有个孩子叼着一根筷子到处乱跑，还用它戳自己的扁桃体，这种危险行为造成的后果是直接把孩子送进了手术室。这个案例至今让我难以忘怀。

溺水是这个年龄段的孩子的另一个主要致死原因。水边的安全问题再怎么强调都不过分，不仅是游泳池周围，其他有水的地方也要特别留心。在我的职业生涯里，我遇到的因为游泳而溺水的孩子是少数，反而是洗澡的时候有不少溺水的。而在几乎所有的溺水案例中，都有一个成年人在孩子身边，但他们并没有发挥应有的作用。（关于溺水的信息，第 150 ～ 161 页将会有更多的介绍。）

作为父母，确保自家宝宝成长环境的安全，是自己必须承担的责任。

小结

+ 幼儿通过探索的过程来学习新鲜事物。

+ 跌倒是导致幼儿受伤最常见的原因。

+ 居家安全是至关重要的。

+ 预防胜于治疗，因此请将危险物品放在孩子够不到的地方或者锁起来。

+ 时刻谨记水边的安全问题。

未雨绸缪，父母应具备护理技能

孩子们离开幼儿园之后，开始对"后果"有自己的理解了。他们很快就会知道，如果突然跑到行驶的汽车前面，自己就会有被撞的风险。当然了，虽然孩子们对危险有了一定认知，但这并不等于他们一定不会去做危险的事，所以，大人还是要时刻保持警惕才行。

有证据表明，孩子们的视野范围比成人要小，这可以解释一些儿童受到牵连的行人交通事故。另外，孩子们还很容易分心，如果孩子们正在踢足球，球滚到了大街上，那么他们的注意力很可能会集中到球上，而没有注意到街上奔驰的车辆。

孩子们从单杠或者蹦床上面掉下来这种事简直太常见了，几乎是每个孩子童年时代的一种仪式。而在这个过程中，擦伤、割伤和骨折都有可能发生。通常如果出了什么岔子，一个创可贴、一些消毒药物加上爸爸妈妈的拥抱，就可以解决问题了。但是为了以防万一，掌握好适用于孩子的急救技术是十分有必要的。

> 有趣的是，在这个年龄组中，男孩比女孩更容易受伤。通常人们认为，男孩比女孩更能承担风险，但并不能一概而论。
>
> 据统计，5～14岁儿童最常见的受伤原因是交通事故、跌倒和溺水。即使是会游泳的孩子，同样具有溺水的风险。许多伤病都与运动和游乐场有关，其中碰撞是导致男孩们受伤的主要原因之一。

随着孩子年龄的增长，再想鼓励他们使用一些安全设备，可能就没那么容易了。比如说，如果隔壁家孩子在玩滑板的时候特别潇洒，连头盔都不戴，那你家孩子很有可能也效仿他不戴头盔。记得我8岁的时候，因为戴着运动安全头盔而被别人嘲笑。当年的孩子对这种旧款式的头盔印象很深，又大又丑，一点也不帅气。想让它看起来更好看一点，只能用彩色的贴纸来装饰一下。但不管怎么样，我当年就是靠着这个头盔捡回一条命的。

事情是这样的：一天早上，我妈妈让我骑车去小卖部买面包和牛奶。在回来的路上，我需要穿过一条很乱的街道，于是我跳下自行车走到了车堆里。这时一辆时速60千米的汽车朝我开过来，但我没看到这辆汽车，结果就被撞飞了，自行车也被撞得七零八落。当时我头朝下直接撞在了汽车发动机罩上——只要是家里有车的人，相信大家都会明白这个壳子有多硬吧！结果，我的那顶头盔破了一半，但我的头完好无损。我在路中间醒过来的时候，发现自己尿失禁了，好在只有锁骨和腿伤到了，我觉得自己非常幸运。其中有一位目击者找到了我的妈妈，妈妈连同面包牛奶一起把我拎起来，送到了全科医生那里。医生为我的腿做了固定，锁骨伤得不重，没做特殊的处理。

回想起来，那次的经历可把我吓坏了。如果我真的伤得很重，被紧急送到急诊室的话，来诊治我的就不是全科医生，而是由专业的创伤救治团队来给我做复苏了。幸亏我活了下来，能够在这里讲这段故事。如果有人再嘲笑我戴头盔的话，我就会给他们讲我的经历，好让他们认识到戴头盔保护自己的重要性。

在孩子年幼的时候，轻伤是难以避免的。为了防止重伤的发生，需要靠给孩子戴防护头盔等手段，同时家长还要知道如果真的发生了重大事故该怎么办。另外要记住，孩子们也是可以学习心肺复苏术等急救知识的。

小结

+ 5 ～ 14 岁孩子受伤的主要原因是交通事故、跌倒和溺水。

+ 许多伤害都与运动和操场有关。

+ 轻伤是童年不可避免的一部分。

+ 头盔等防护装备可以救孩子一命。

+ 即使是会游泳的孩子也有溺水的可能。

第 二 章

心肺复苏与呼救，
孩子快乐成长的防护栏

如果下次再发生这种紧急情况，

我们每个人都有能力提供急救的帮助了。

虽然我们希望以后永远都没机会用上这些技能，

不过掌握了这些急救知识总是好的。

心肺复苏——每个人都该学的急救技能

心肺复苏是为人父母必须掌握的一项重要技能。

心肺复苏通过按压胸部而对心脏和肺部施压，从而将血液泵到全身，同时通过对鼻子或嘴吹气，以使肺部充气膨胀。当一个人的心脏停止跳动或者发生无效跳动时，就需要进行心肺复苏术了。施行心肺复苏术的目的是将血液及其中的氧气输送到大脑和其他重要器官。

很多人可能觉得心肺复苏有让人恢复活力的功效，但其实并不是这样的。说实话，如果一个人在接受心肺复苏之后，能够重新醒过来，这就已经非常幸运了。心肺复苏术是为了保持大脑等重要器官的血液和氧气供应。如果大脑在几分钟内没有足够的血液和氧气，那很可能发生脑损伤甚至死亡。

尽管心肺复苏的大原则在所有年龄段都是相同的，但具体的执行方法也因年龄而异。在实施心肺复苏时，通常根据年龄将患者分为三组：

1. 婴儿（0 ~ 12 个月）；

2. 儿童（1 ~ 8 岁）；

3. 成人。

为了更容易记住基础生命支持的具体步骤，这里有一个简单的记忆方法：各步骤的英文首字母可以组成 DRSABCD，你可以通过"医生（英文 doctors，即 DRS）的 ABCD"这种方法来记忆。这些字母分别代表：

D–Dangers（危险）；

R–Response（反应）；

S–Send for Help（呼救）；

A–Airway（气道）；

B–Breathing（呼吸）；

C–Compression（按压）；

D–Defibrillator（除颤）。

其中，"DRSAB"是为了确认某人是否需要心肺复苏，而"CD"则是心肺复苏和除颤的具体执行过程。

接下来，我们依次学习一下 DRSABCD 的每个步骤。

D—Dangers（危险）：判断周围环境的危险性

在帮助你的孩子之前，你首先要确认周围环境是否有危险。这说起来容易，但做起来很难，因为在孩子受伤时，你为人父母的本能会促使你马上把注意力放在孩子身上，开始对孩子进行施救。但是换个角度想想，如果你也受伤了，你还怎么帮自己的孩子呢？所以，你的首要任务就是确保自己和孩子的人身安全不会进一步受到威胁。

关于这个问题，有一个典型的例子：一位爷爷看到自己的孙子掉进了游泳池，一着急就跳下了水，但是自己并不会游泳。结果，孩子的妈妈要同时把小孩和老人都救回来。幸运的是，祖孙两人都没出什么大事，但对孩子妈妈来说，本来只要救孩子一个人就可以了。虽然爷爷的出发点是好的，但是这时候，他更应该做的是向其他人求助，在岸上为孩子祈祷。

还有一个例子是，当一个孩子被车撞倒时，他的爸爸没有考虑清楚，就紧跟着冲进了混乱的交通中，结果被其他的车子撞伤了。想象一下，在家里等孩子回来的妈妈接到急诊科的电话，听说孩子和自己的爱人双双被车撞倒，该是一件多么令人咋舌的事！

所以，为了自己和孩子着想，父母们有必要多花点时间确认好周围环境的安全，然后再对孩子进行施救。请记住，如果你的孩子受了伤，要尽可能地在不强迫她的前提下，让她的身体保持静止不动。但是如果她处于危险之中的话，千万要记得先让她远离进一步的伤害。

确认好自己和孩子的安全之后，就可以进行下一步了。

R-Response（反应）：确定孩子的意识状态

接下来你需要知道自己的宝宝对你的话有没有回应，也就是有没有意识。如果有回应，那就不需要对她做心肺复苏。她可能病得很重，并且需要在救护车的护送下迅速地前往医院，但只要她还有意识，就不需要进行胸外按压。

而一旦你的宝宝对你没有回应了，她通常会表现得四肢无力，身体也会很笨重，即使你试图唤醒她，她也不会移动身体或者发出声音。无意识和睡眠是不同的，睡眠是一种自然的状态，如果她处于深度睡眠中，可能需要很用力地刺激一下她才会醒，但归根结底都是可以被唤醒的。而无意识的婴儿或儿童即便在受到刺激的时候也不会醒来，也不会做出相应的动作作为回应。

绝大多数急救指南会告诉你，除非受伤人员处于危险之中，否则不需要移动他的位置，而是把他留在原地，检查是否会对刺激产生回应。这是因为如果你移动患者的身体，反而可能对他们造成进一步伤害。不过也有例外的情况，为了保证患者的呼吸道畅通，需要移动他们的身体，具体可参见后文"A-Airway"（见第 19 页）的部分。

为了检查孩子能不能有回应，可以尝试用力捏她的肩膀，给她搔搔痒，并且大声地对她说话，例如："萨拉，快醒醒萨拉，你能听见吗？"这时候如果孩子突然哭了，或者一把将你推开，和你说话，这是个好兆头！孩子可能仍然需要接受治疗，但是至少不用做心肺复苏了。

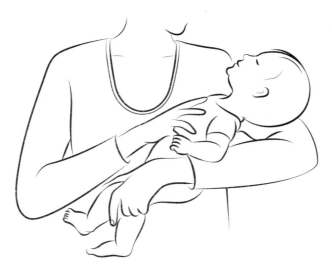

▲ 检查宝宝的反应

　　作为两个孩子的妈妈，我觉得把宝宝放在婴儿床里观察反应肯定是不行的。只有在她摔伤了或者遇到车祸的时候，才要让她的身体保持不动，其他情况下都应该把宝宝抱在怀里。你抱着宝宝的时候，可以让她直起身子，托住她的头，然后在她肋骨部位挠挠痒。在挠痒的时候不要晃动她的身体。希望她能在这种刺激之下给你一个响亮的哭声。

　　哭是一种最好的回应。一个哭闹中的孩子是完全不需要心肺复苏的。

　　我班上的一位妈妈曾经讲过她家宝宝昏迷的故事。她说一开始只是觉得宝宝睡得很沉，以往这时候把宝宝抱起来的话，宝宝会抽动几下身体。但是这次当她把宝宝抱起来，试图刺激一下的时候，她才发现自己的宝宝身体变得非常松弛，和平常完全是两种状态。

　　如果你的宝宝没有任何回应，也就是昏迷了的话，这时你就需要进行下一步操作了。

S-Send for Help（呼救）：保持冷静，第一时间呼救

　　如果宝宝没有任何的反应，你需要尽自己所能获得医疗帮助，能多快就多快（可参考第 42 ～ 52 页的"呼叫救护车"部分）。这时你可以自己打电话叫救护车，让你旁边的人帮你叫救护车，敲邻居家的门请他们帮忙，甚至在马路边招呼一辆便车。总之，只要你有了主意，就要马上去做。

　　如果你呼叫了救护车，记得保持冷静的状态，把相关的信息讲清楚。另外不要忘记把门锁打开，并清除门口的障碍，以便医疗人员能快速安全地到达你的身边。

　　完成呼救这一步之后，你就可以继续下一步了。

A-Airway（气道）：保证孩子的气道畅通

　　气道是空气进出肺部的通道。气管是把鼻子和嘴连接到肺部的管子，需要一直保持通畅的状态。如果一个人的气道堵塞了，就会因为无法呼吸而死亡，这是一个很简单的道理。

　　年幼的宝宝们气道柔软又狭窄。健康的婴儿在睡觉，气道也会一直处于开放状态。如果你的宝宝因为伤病而失去知觉，她就会失去正常的肌肉力量，反射也会变迟钝，这时候要是她的头部后仰或前倾的角度太大的话，就可能会让气道纠缠在一起，导致很严重的后果。而由于婴幼儿的头相对比较大，当他们失去知觉时，他们的脑袋就会过度倾斜，从而压缩并阻塞呼吸道。另外，婴幼儿的舌头同样很大，虽然人们并不会把舌头吞到肚子里，但在因为伤病而失去意识的时候，舌头可能会后坠到呼吸道的入口处，把气道堵住。

　　所以，你要保证宝宝的头部处于中线的位置，从而维持气道的畅通状态。这时候就需要一种特殊的操作：仰头抬颏。

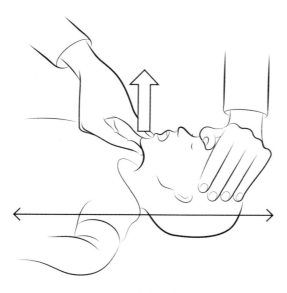

▲ 处于中线位置的婴儿

在确保环境安全、不会对孩子造成进一步伤害之后，你可以把宝宝放在平坦的地面上，将她的头部与身体的其他部分摆成一条直线。想要理解怎么给宝宝摆好姿势，最好亲自动手实践一下。想象一下自己像做瑜伽伸展脊柱那样挺直身体，直视前方，把头部和身体对齐在中线上——这个姿势就是你要给宝宝摆正的身体姿势。你需要先把宝宝的头摆在中线位置，再用你的拇指和食指将宝宝的下巴朝着天花板的方向往上抬。

在操作过程中你要非常小心，不要按压喉咙周围的柔软部分，避免阻塞呼吸道。抬起下巴可以让宝宝的舌头往前移，这样就不会挡住呼吸道的入口了。

对大一点的孩子来说，头部的位置和婴儿稍有不同，需要进一步向后

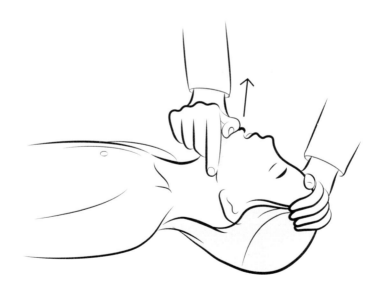

▲ 对孩子进行仰头抬颏操作

倾斜，才能彻底打开呼吸道。所以你还要轻轻往下压孩子的后脑勺，让孩子的额头进一步后仰，这个姿势有点像想要闻味道的时候的样子。你也可以回想自己做瑜伽的样子，来协助记忆这个姿势。想象一下，假如面前有一束鲜花，你想要闻一闻它的味道，脖子就会自然而然地向前伸直。用你的手抓住孩子的下巴，向天花板的方向抬起来。这个动作和给宝宝抬下巴有类似之处，都是通过调整头部和颈部的位置，来疏通气道的入口。

要记住，对于失去知觉的患者，无论是婴儿、儿童还是大人，开放气道都是首要任务，它的优先级比治疗伤情还要高。即使你怀疑孩子的颈部或脊椎受了伤，也要让孩子的头向后倾斜，以确保呼吸道是通畅的。是的，这样做确实有可能会让孩子伤得更重（虽然概率非常低），但如果孩子的气道没打开，她就没办法呼吸了。如果你在打开气道的过程中，看到宝宝的嘴里有异物，这时应该让她侧躺着，能把异物取出来的话就尽量取出来。而如果异物在很靠后的位置，贸然用手抠可能会导致异物进入到更深的位置，所以千万别这样做！要是宝宝嘴里有呕吐物的话，可以让她侧过身，把呕吐物都排出来之后再躺回去。

我曾经遇到过一个摩托车骑手被卡车撞伤的事故。我遵循着 DRSABCD 的方法，在检查伤者的呼吸道时，发现情况不太妙。他的气道被阻塞了，需要我一直撑着他的头，他才能继续呼吸。对于一个失去知觉的人，在仰头抬颏之后如果松手了，他的头往往又会耷拉回原来的位置，气道会再次被堵上，所以必须得有人一直撑着他的头才行。我当时就是这样做的，但有一个旁观者看到了伤者手臂流了一地血，就开始对我大喊大叫。作为旁观者，他们不明白我为什么要一直撑着伤者的头。确实伤者出血量很大，但如果我松手了，他就会不能呼吸。没过多久，其他的人过来帮忙对伤者的手臂进行了急救，而我一直维持着伤者的气道通畅，直到救护车抵达现场。

气道已经充分开放之后，就保持好这个位置，继续进行下一步吧。

B-Breathing（呼吸）：不要随意做心肺复苏

在保持呼吸道通畅的过程中，你需要检查患者的呼吸情况。尽管失去知觉的人偶尔也会出现浅浅的喘息，但这算不上是呼吸。而你需要观察、倾听和感受她的呼吸是正常的还是异常的。

+ 观察患者的胸部或腹部有没有上下起伏。
+ 听听看有没有呼吸的声音。
+ 感受一下有没有空气从嘴或鼻子中呼出来。

你平时每天都会看到自己的孩子在呼吸，所以应该知道正常的呼吸是什么样的。年幼的婴儿在呼吸的时候，你可以注意到他们的呼吸并不规律，他们在呼吸中主要是肚子在起伏，而不是和成年人以及大一点的孩子一样利用胸廓进行呼吸。当婴儿和儿童正常呼吸时，他们的脸蛋通常是粉扑扑的，只有在不舒服的时候才会表现得很苍白。而当他们出现呼吸异常的时候，

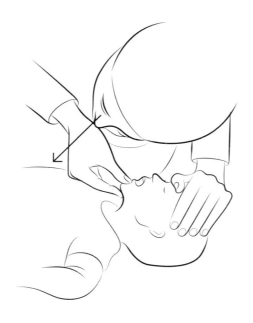

▲ 观察、倾听和感受患者的呼吸

很快就会脸色发青, 有时在呼吸异常的 30 秒内就会出现。这是婴儿或儿童需要心肺复苏的迹象之一。

如果婴儿和儿童的呼吸出现了异常, 你可能只能看到他们在浅浅地喘息, 或者什么也看不到。当然, 他们还会变得脸色发青, 通常先在嘴唇周围出现这种现象, 然后开始蔓延到脸和身体。她的胳膊和腿会出现斑驳的花纹, 就像在很冷的天气里被冻出来的花纹那样。如果婴儿或儿童的肤色比较黑, 在嘴唇、指甲和嘴巴内侧也可以看到变青的样子。

这时你有可能会发现, 孩子虽然失去了知觉, 但呼吸仍然是正常的。当一个足球运动员突然倒在球场上的时候, 医务人员并不会马上冲出去给他做心肺复苏，对失去意识但呼吸仍然正常的孩子来说也是一个道理。但对于这样的孩子，应该把她摆到复苏体位（详见后文第 37 ～ 41 页）。

所以，当你的宝宝失去了知觉，并且呼吸出现异常，皮肤开始发青，这时候则需要进行下一步急救操作：胸外按压。

无意识 + 异常呼吸 = 按压。

千万不要对一个仍然有意识的人做心肺复苏。一方面他们并不需要接受这种救助，另一方面这个按压动作还是相当疼的。

C-Compression（按压）：有效心肺复苏的技能要点

胸外按压可以通过压缩包裹在心脏和肺外面的胸廓，把血液挤出来，并且在周围器官里进行血液循环。当你抬起手的时候，胸廓就会恢复原状，心脏里也会再次充满血液。这个动作需要你反复操作，你的手就是输送血液的泵。

在心肺复苏的过程中，一个常见的错误是按压深度不够。在按压患者的胸部时，要确保压缩深度到达胸部深度的 1/3。相应地，婴儿患者需要按压 4 厘米深，儿童需要 5 厘米，成人则需要 5 厘米以上。

在进行心肺复苏的过程中，要把手或手指放在胸骨的下半部分。

　　如果你一只手的力量不足以按压到位的话, 那就用两只手一起来。

　　按压胸部时, 需要将你的宝宝放在地板上。为了能够让按压深度达标, 要让她躺在坚硬平坦的地面上。要是把宝宝放在了柔软的沙发上的话, 很可能因为沙发的弹力导致按压深度不够。

　　将手或手指放在胸骨的下半部分, 对于婴儿和儿童, 最好的方法是想象出一条连接两个乳头的线, 这条线的中点就是胸骨的中间, 你需要把手放在这条线稍往下一点的位置进行按压。当然啦, 出于某些显而易见的原因, 这招对一些成人并不是很好使, 特别是成年女性。

　　做好按压的准备之后, 请跪在婴儿或儿童附近, 将手或手指放在正确的位置, 并且把手臂伸直, 手肘不要打弯。用力的时候要使用身体的力量,

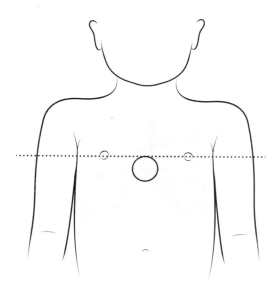

▲ 确定胸外按压的部位

而不是靠手臂的力量，这样可以节省更多体力，否则如果你只靠手臂的力量来按压，一会儿就会累了，而且按压的动作很容易做不到位。

按压的动作要流畅而具有节奏感，但并不是很容易做到，特别是按压成年患者的话难度更大，持续的胸外按压堪比高体力运动，非常累人。

在按压的过程中，要确保每次按压之间，患者的胸部都得到了充分的回弹，让心脏能够再次充满血液。

想象一下，心脏就像一块可以用来洗车的那种海绵。如果你每次稍微挤一下，出来的水并不会很多，连续挤压的话，每次都只会出一点点水。而如果你充分地挤压它，然后把它浸到水中完全松开，不仅可以从海绵里面挤出大量的水，在你松开手的时候，也能保证海绵吸足水分。心脏也是

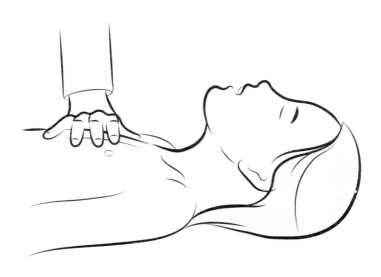

▲ 按压的深度是胸部深度的 1/3

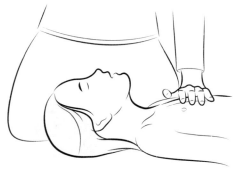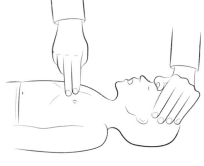

▲ 儿童患者用一只或两只手按压　　　　　▲ 婴儿患者用两根手指按压

一个道理。

　　胸外按压的速度要保持 100 ～ 120 次 / 分钟，差不多每秒钟按两次。很多歌曲的节拍都刚好和这个节奏吻合，可以作为参考[1]。婴儿、儿童和成人患者的按压速度是相同的。

+ 按压深度：胸部深度的 1/3。
+ 速度：每分钟 100 ～ 120 次。
+ 位置：胸骨的下半部分。
+ 比率：30 次按压：2 次呼吸。

　　对成年人来说，并不是所有的心肺复苏都需要人工呼吸。你以前有可能听说过只有胸外按压而没有人工呼吸的复苏，但在心肺复苏过程中，人

[1] 每分钟节拍为 100 ～ 120 bpm 的歌曲均可，例如孙燕姿的《绿光》为 106 bpm。——译者注

工呼吸是必不可少的一部分，也就是我们常说的口对口呼吸复苏。如果需要心肺复苏的患者马上能接受到医疗救助，那么证据表明只要胸外按压就可以了，因为血液中存在足够多的氧气，可以在短时间内供应大脑的消耗，对很快能得到治疗的人来说是够用的。而口对口呼吸并不是一件容易的事，医学证据认为，如果做得不好而耽误了时间，那还不如不尝试。相反对成年人来说，光通过胸外按压保持血液循环就够了。

在现实生活中，人们仍然需要掌握口对口人工呼吸的技巧。这是因为受路程和复杂路况的影响，患者可能需要等一段时间才能获得医疗救助。此外，人工呼吸对于溺水患者的复苏尤其重要。特别是溺水的婴儿和儿童，有证据证明人工呼吸能起到很大帮助。我的观点是，如果你能做口对口人工呼吸，那就这样做；如果实在做不了，比如说你怀孕了，肚子很大很碍事，或者你自己也有呼吸困难的问题，又或者伤者全身都是血，这时候为了保护自己，只做胸外按压也可以。

对婴儿来说，比起做口对口的人工呼吸，口对口鼻的人工呼吸更容易。具体的做法是，用你的嘴巴覆盖住婴儿的嘴和鼻子，确保密封性良好不漏气。这种方法对于小婴儿尤其适用，除非孩子年龄太大，不能直接用大人的嘴覆盖住孩子的口鼻。而这个时候，就需要使用口对口的人工呼吸了。

当你对别人做口对口人工呼吸时，一定要记得捏住他的鼻子。如果你没有把他的鼻子堵住，在你吹气的时候，气体将直接从鼻子漏出来，而不会进入肺部。在这个过程中，还要记住保持好仰头抬颏的位置，确保患者的呼吸道畅通。切记，如果呼吸道被堵塞了，空气是没办法进入肺部的。

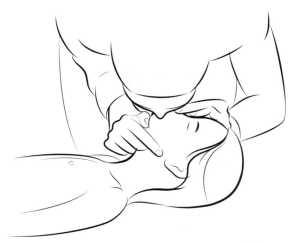

▲ 对儿童进行口对口人工呼吸

　　给孩子做人工呼吸的时候要注意一点：成人的肺容量比婴儿或幼儿要大得多。通常情况下，成年人给新生儿做人工呼吸的时候，吹一点点气就够了。婴儿需要的气体量大概是你把腮帮子鼓起来的时候那么多。虽然这个动作像青蛙一样有点傻，但这是一个评估吹气量的好方法。孩子的体型不同，他们需要的气体量也不一样。

　　一旦你打开了孩子的气道，并且堵住了她的鼻子，记得要把自己的嘴完整覆盖在孩子的嘴上，并且确保不漏气，然后呼一口气到她的嘴里。在这样做的同时，注意看孩子的胸部，如果你看到她的胸部抬高了，说明你已经提供了足够的空气，此时把嘴张开让孩子把气体呼出来，然后再做一次。

　　做完两次人工呼吸之后，再重新开始胸外按压。如果你在做人工呼吸的时候非常用力，吹了一大口气进去，把自己的脸都憋红了，那很可能吹气过量了。为了不让孩子的肺部受到损伤，在吹气的时候你要放松一点，不要呼太多气。

胸外按压和人工呼吸的比例是 30∶2。

要记住，这里的"2"指的是你做了两次人工呼吸的尝试。如果你觉得第一次人工呼吸没做到位，那也不要浪费额外的时间重复做这一步。相比之下，胸外按压的部分更加重要。

如何进行口对口人工呼吸：

+ 使用仰头抬颏法打开气道。

+ 确保你的嘴完整覆盖住了孩子的嘴（和鼻子），不要漏气。

+ 对着宝宝的嘴进行呼气。

+ 张开嘴让宝宝把气呼出来。

+ 再次呼气。

+ 按压和呼吸按照 30∶2 的比例进行操作。

D-Defibrillator（除颤）：心脏起搏的最后希望

现在许多公共场所都可以看到自动体外除颤器（AED）设备，比如购物中心、学校、办公楼、火车站、健身房等。AED 可以挽救一个人的生命，在条件允许的情况下，应该将其作为 DRSABCD 的重要一环。使用 AED 并不需要你提前接受除颤器使用培训，只要按照包装盒上的图片和提示操作，然后听机器给出的提示就可以了。无论是婴儿、儿童还是成人，都可以使用除颤器。即使除颤器上只有成人电极，也可以把它用在孩子身上，只要保证电极之间不会互相接触即可。如果只有你一个人在救助患者，那么不要为了拿除颤器而停下手里的胸外按压动作，而如果旁边有其他人协助你，那务必把除颤器拿到手，一个人负责继续按压，另一个人负责连接 AED设备。

在使用 AED 的时候，要确认已经把黏性电极粘贴到了患者裸露的皮肤

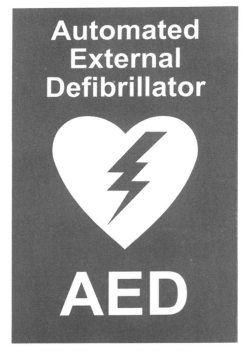

◀ 大家在电视上都见过医生大喊一句"大家闪开！"，然后给患者一个电击的镜头吧？通过这样的操作，患者的心脏能够恢复正常节律。这个设备就叫作自动体外除颤器（AED）。

上，然后打开机器听取提示。如果患者真的需要除颤，AED会自动给他一个电击——没错，是全自动的！

什么时候停止心肺复苏？

+ 当你的宝宝恢复了意识的时候。

+ 当医疗团队到达现场，并开始继续治疗时（这是最常见的情况）。

+ 当你的身体已经非常疲惫，或因为周围情况太危险而无法继续时。

+ 当AED设备告诉你应该停止时。

如果你身处大城市里，那么护理人员很可能在你筋疲力尽之前就赶到了现场。

在学习心肺复苏的过程中，实际动手操作一下非常重要。即使你通过这本书对心肺复苏的操作有所了解，也比不上自己动手亲自练习。所以，建议你去培训课上学习一下，在这个课堂上，你可以在假人身上进行实践操作，在练习的过程中，感受对真正的婴儿和儿童进行心肺复苏的感觉。这种做法有助于让你的大脑和肌肉记住操作的要点，这样一来，在紧急情况下，你就能很容易回忆起具体应该怎么操作了。

基础生命支持

D　Dangers（危险）
周围环境是否有危险?

R　Response（反应）
你的孩子现在有反应吗?

S　Send for Help（呼救）
进行呼救。

A　Airway（气道）
孩子的呼吸道通畅吗?

B　Breathing（呼吸）
孩子的呼吸有没有异常?

C　Compression（心肺复苏）
每做 30 次胸部按压，做 2 次人工呼吸，如果不能
进行人工呼吸，则持续进行胸部按压。

D　Defibrillator（除颤）
连接 AED，拿到手的第一时间按照提示进行操作。

继续进行心肺复苏，直到孩子有反应，
或者恢复了正常的呼吸。

基础生命支持——DRSABCD

我一生中最可怕的 7 分钟

　　当时我们刚刚到墨尔本，去拜访我丈夫家的亲戚。我家的孩子们就在餐桌旁边追逐嬉闹。我的丈夫把 22 个月大的拉维抱到他的腿上，开始给他喂午饭。这时候，拉维突然眼神呆滞，毫无反应。我开始喊他的名字，但仍然没有任何反应。我从我丈夫那里把拉维抱过来，但拉维的身体像个布娃娃一样松软无力。我检查了一下拉维的情况，发现他并不是因为异物导致的窒息，同时向我丈夫大喊让他叫救护车，但他和我婆婆都吓得呆住了。我让拉维保持复苏体位，检查了他的生命体征[1]，然后和急救电话里面的人沟通。我的婆婆看到这种情景非常紧张，于是我让她在外面等救护车到来。我的丈夫这时仍然一脸震惊的样子。

　　拉维的呼吸开始减慢，几乎感觉不到了，皮肤也开始变得湿冷起来。渐渐地他停止了呼吸，身体开始发青，我已经摸不到他的脉搏了。这时我以为我的宝宝已经死了。我当时吓坏了，但幸运的是，作为一名牙医，我以前也学过怎么做生命支持和心肺复苏，而且还接受过定期进修课程的培训。

　　于是，我的身体仿佛一个自动的机械，开始对拉维进行心肺复苏，这期间我一直在心里提醒自己集中精神。经过胸外按压和人工呼吸，拉维恢

---

[1]人体的基本生理功能情况，包括脉搏、呼吸、体温、血压等。——译者注

复了呼吸，皮肤的颜色也开始逐渐恢复正常。不久之后，救护车到达现场，拉维回到了复苏体位状态，我已经可以隐约听到他喊"妈妈"了。

所有这一切都发生在短短的 7 分钟之内——这是我一生中最可怕的 7 分钟。这件事让我意识到，大多数人并不知道急救和心肺复苏术的方法。就像刚才所说的，我的丈夫和婆婆都不知道这时候应该怎么做。后来，我们在墨尔本的医院里度过了这个假期。经过了各种各样的检查，我们仍然不知道我的宝宝当时到底因为什么突然晕倒。但是幸好宝宝健康快乐地成长了起来，现在已经 2 岁了，还是挺让我喜出望外的。

回到家之后，我让我的丈夫以及和我的孩子关系密切的每个人都参与了一次儿童心肺复苏急救课。这是非常重要的，如果下次再发生这种紧急情况，我们每个人都有能力提供急救的帮助了。虽然我们希望以后永远都没机会用上这些技能，不过掌握了这些急救知识总是好的。

尼图

复苏体位——医生到来前最安全的救助姿势

对于呼吸正常，但处于无意识或半昏迷状态的儿童，你需要把他们摆放成复苏体位。在医疗救助团队到达现场之前，让孩子侧身躺着，有助于让呕吐物或其他液体从她的嘴里排出来，并且保持呼吸道的通畅。有很多方法可以把孩子摆成这种姿势，但是如果你担心孩子颈部或背部受伤了，动作务必温和一点。即使你怀疑自己的孩子受了伤，如果她失去了知觉但仍然有正常呼吸，那么也必须让她侧过身来躺下。

具体怎么把孩子摆成这个姿势都无关紧要，关键是要记住这些要点：

+ 她应该侧躺着。
+ 她的姿势应该是稳定的。
+ 避免对胸部施加压力。

+ 在脊柱受伤的情况下，请注意要轻轻翻动她的身体。

+ 保证自己能够一直观察她的情况。

+ 这个姿势不应该对她造成其他伤害。

对于 1 岁以上的孩子，或者对由于体重过重你无法安全搬动的孩子，请按照以下步骤操作：

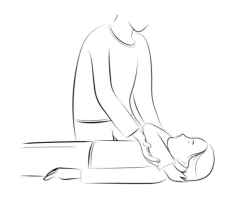

1. 将孩子的手放在脸部下方

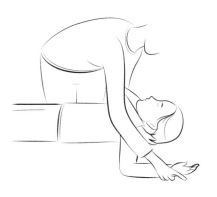

2. 把她的另一只胳膊移开

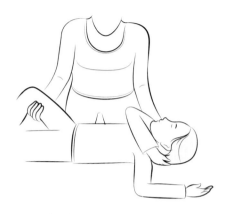
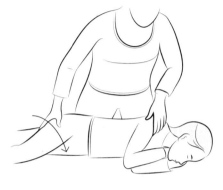

3. 一只手抬起孩子的膝盖，另一只手放在孩子的肩膀下，轻轻地翻动她的身体。

4. 将膝盖抬高至90度。检查她的手是否仍在脸的下面，并且确保气道通畅，头的位置符合孩子的年龄特点（参见第19～22页）。

▲ 如何将孩子置于复苏体位

　　对于不到1岁的小宝宝，他们的体重比较轻，你可以安全地抱在怀里（注意，宝宝在昏迷时身体会很沉，而且松软无力），这时请按照以下步骤操作：

+ 小心抱起你的宝宝。

+ 用手握住她的下巴，让她肚子朝下，沿着你的手臂趴好。

+ 保持头部与她的身体角度一致，处在中线的位置上（参见第14～36页的"心肺复苏"章节）。

+ 确保她面部朝下。

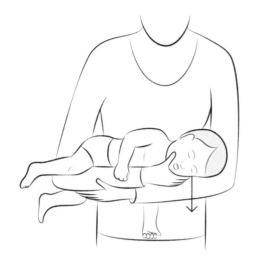

◀ 将怀抱中的婴儿置于复苏体位

● 她的脸苍白得像幽灵，身体触感冰凉，像个布娃娃一样躺在我怀里

　　在我女儿泰勒 6 个月时的某一天，她发烧了。可以看出来她情况不太好，所以我按照药品说明剂量给了她一点对乙酰氨基酚，并且一直陪在她身旁，直到她情况稳定下来，我就去睡觉了。第二天，我到了早上 6 点 30 分才醒，心想"天哪，已经这么晚了"，马上跳下了床，走进泰勒的房间看看她的情

况。她的脸苍白得像幽灵，身体触感冰凉，像个布娃娃一样躺在我怀里。我作为一名医护人员，看到这些症状之后，顿时觉得非常不对劲。当时我还和我妈妈一起住，那时候她正在厨房里，我马上过去把泰勒交给她来照顾，我知道只要泰勒不在我的怀里，我就能冷静地继续思考了。泰勒出现了高热惊厥[1]。我很快按捺住了作为母亲的本能，没有再抱抱她，而是把她置于复苏体位，然后叫了一辆救护车。

第一次出现高热惊厥之后，泰勒又出现过几次抽搐，这时候我已经可以很熟练地应对了。作为一个母亲，面对这种突发状况的时候确实非常惊慌，但作为一名受过急救训练的护理人员，我也能相对平静地处理这些情况。我看到了需要警惕的警示征象，而其他的父母可能就没有看到，这就是为什么接受急救培训如此重要。

梅兰妮

护理人员

---

[1] 由于高烧而引起的抽搐伴意识丧失。——译者注

呼叫救护车——任何危急场合下的第一反应

当有人生病或者受伤时，你就会呼叫救护车。听起来很简单，不是吗？但是当你自己的孩子真正遇到这种情况的时候，想要向救护车求助可能就没那么容易了。你的内心可能会被恐慌占据，突然变得不知所措。我曾经多次见过或者听说过有些人忘了呼叫救护车的电话号码，或者不能好好地告诉接线员自己在哪里，有时候会由于情绪过于混乱而表达不清楚。如果你真的正在面临紧急的情况，你毫无疑问地会希望救护车马上出现在你眼前，但是恐慌带来的影响可能会推迟它们的到来。

呼叫紧急服务的电话号码是 120 ！

即使你的手机没有信号或欠费，你也可以拨打紧急求助电话。在与接线员通话时，你需要保持冷静和清醒的头脑。你越能清楚地说出你现在在哪里、遇到了什么问题，你就能越早得到帮助。在接线员告诉你可以挂电话之前，请不要挂断电话。他们可以通过电话来指导你如何进行心肺复苏和其他急救治疗。

另外，国际通用的紧急救援电话是 112。

当你人在国外的时候，如果你不知道这个地区的紧急救援电话，拨打 112 是最佳的选择。绝大多数国家都把 112 作为备选紧急通话号码，即使你在热带度假，如果发现孩子遇到危险，也可以拨打 112，呼叫紧急服务。

在城市地区，对于危及生命的紧急情况，平均响应时间在 15 分钟以内。处理紧急呼叫的护理人员都是技术娴熟的专业人士，但他们也需要根据你提供的现场信息，以及你已经进行过的治疗操作，才能提供帮助，因此保持冷静至关重要。最重要的一点是，要记得告诉急救人员你的宝宝是否有过敏症。

在我某一次急救课上，我们听到有一位妈妈谈到自己刚出生的儿子呼吸突然停止的事情。她说她把自己的宝宝哄睡了，但是过了 5 分钟之后，她总觉得哪里不太对劲，于是又回去看了一眼宝宝，才发现他已经全身发青，几乎没有呼吸了。一开始她十分惊慌，把宝宝抱起来之后大喊大叫。然后她就意识到自己应该冷静下来，快速寻求帮助。那时她并不记得手机放在哪儿了，她能想到的最快的方法，就是跑到公寓大楼的楼道里，开始敲门求助。很快有邻居出来了，一个人叫救护车，另一个人开始做心肺复苏。这个妈妈做的没有错，她并没有把时间浪费在找手机上，而是以最快的方式寻求帮助，并且确实起到了作用。所以，有时候最快的一种方法就是让别人帮你打急救电话。

有一件事你必须要记住：

只有在遇到紧急情况的时候才可以拨打急救电话！

如果你的孩子只是感冒了，或者吃过午饭之后吐了，这时候拨打急救电话是不合适的，这样相当于你占用了别人救命的资源。在这种情况下，请致电你的家庭医生或当地健康咨询热线。

如果确实遇到了紧急情况，务必记住拨打急救电话求助！

你需要确定自己讲清楚了正确的地址，能够让护理人员直接到达你所在的位置。同时把门锁打开，或者如果环境安全，就把孩子带到外面去。也可以派一个人到外面去，引导护理人员到达。

不要尝试自己开车去医院。我记得曾经有一个孩子因为抽搐被送往医院。他的妈妈惊慌失措，马上把孩子放进车里想要开车去医院，这中间的车程本来只有5分钟。结果在路上，孩子突然又开始抽搐，这位妈妈来了个急刹车，险些造成五车连环相撞的事故。最后还是另一个司机帮忙叫了救护车。

因此，即使你离医院只有几分钟路程，你也需要考虑到如果孩子在车里突然停止呼吸了该怎么办。这时候要怎么做心肺复苏呢？所以最好还是干脆等15分钟，让救护车开到家，在这期间进行有效的心肺复苏，这样比在路上5分钟做不了心肺复苏要强多了。

如果你想自己载着受伤的孩子去医院，在以下情况下，千万记住这样做是不安全的：

+ 由于伤病而无法把孩子放在儿童座椅上。

+ 孩子的呼吸会受到影响。

+ 孩子的伤病可能会危及生命。

出现了这几种情况，就要马上叫救护车。即使你并不是很确定要不要叫，最好也叫救护车，相信你的直觉。

智能手机上很多软件都有定位功能。你可以通过 GPS 定位你的位置，这样就能准确告知急救人员准确的地点了。如果你去丛林里徒步旅行了，或者到不熟悉的地方拜访朋友的话，这一点尤为重要。

另外，教你的孩子学会怎样拨打急救电话！我 4 岁的那年，我妈妈突然晕倒，叫一辆救护车的任务就落在了我的肩上。那个时候我就知道要打急救电话，并且告诉他们我的地址。我女儿三四岁的时候，很喜欢玩假装呼叫急救车的游戏。她们可以背出自己的地址，知道迅速求助的重要性。当然啦，要是她们真的想给急救中心打个电话的话，做家长的要及时阻止她们。网络上有许多小孩子的游戏和资源，可以帮助孩子们学习怎样拨打急救电话进行呼救。

小结

+ 只有在真正的紧急情况下才可以叫救护车。

+ 保持冷静，并且要清楚地说明你在哪里，出了什么问题。

+ 尽可能以最快的方式获得帮助。

+ 确保护理人员可以顺利到达你所在的位置，或者派人接一下他们。

+ 在紧急情况下一定要呼叫救护车，不要自己开车去医院。

+ 要教会你的孩子如何打紧急求助电话。

当你拨打急救电话时会发生什么

一旦宝宝开始学会了爬，伤病也就接踵而至了。当他们开始吃辅食的时候，你精心准备的饭菜很可能被他们一把扔到墙上，而宝宝则更想去吃橡皮泥、油漆、书页……或其他贴着警告标志的东西。一旦他们开始和其他孩子一起玩了，你就要被流鼻涕和呼吸道感染的世界包围了！

在过去的16年里，我担任护理人员一职，参与了许多伤病儿童的治疗，有的孩子病得比较轻，有的就比较严重了。

如果你的孩子病得比较重，你应该直接打电话叫救护车。但是，当孩子真的生病了的时候，究竟什么时候才是打电话的最佳时机，可能也会让你感到困惑。

即使是在万事无忧的阶段，抚养孩子也可能会带来巨大的困难。有时我会觉得我家的姑娘跟自己完全不是一个物种。在你照顾一个生病的孩子的时候，没有人能帮你做好充分的准备，孩子自己、孩子的父母和她的其他监护人也是完全不了解情况的。所以，如果你真的担心孩子的情况，请打电话叫救护车。

当你拨打急救电话时，你将会直接连线到急救的接线员。他们会询问一些详细的信息。救护人员需要知道你在什么位置。一旦他们确认了地址，并且哪怕只是了解了一点点关于你孩子的信息，他们也会马上派出救护车。

这时候电话还没有挂断，接线员将会通过一系列的问题，来尽可能地收集更多信息。他们还将提供一些现场的协助建议，直到护理人员到来。如果你的孩子发生了抽搐、摔倒或因为其他原因受伤，接线员就会告诉你这时候应该怎么做，或者如果需要，也可以直接告诉你心肺复苏的操作方法。所以你应该尽可能保持冷静，并且不要挂断电话，救护车就在朝你赶来的路上！

当救护车到达现场之后，护理人员就会进入你家里，帮助你和你的孩子。请注意，我们可能会要求你把叽叽喳喳的电视先关上，或者让你把家里的猫猫狗狗关到另一个房间，免得它们好奇心十足地扑过来。此时我们需要提出一些问题，并且收集尽可能多的信息。救护车绝不仅仅是一个交通工具，它上面坐着的是训练有素的临床医生和护理人员，可以对你的孩子的症状进行快速评估，并且能救孩子的命。

对护理人员来说，孩子响亮的哭声是世界上最动听的声音。如果孩子表现得非常安静、懒散或反应迟钝，那么护理人员会更加警觉。若孩子的情况真的很不好，那么护理人员可能会一直忙于照顾孩子而无法及时与家长交流。等我们腾出手来，我们会尽快和家长沟通，并且告知家长我们现在正在做哪些事。

如果孩子的伤病没有危及生命，我们会从头到脚对孩子进行一遍评估，并向你交代我们的所有发现。在某些情况下，我们可能要把孩子送到医院继续治疗，也有可能会把孩子留在家里，让你继续照顾。如果是后一种情况，不要觉得医生很傻，其实这是最好的一种结果了。另外，我们不会给孩子下"判决书"，因为孩子很可能很快又会摔倒受伤。如果你有任何疑虑，最好让医护人员直接对孩子进行评估。

如果你的孩子需要到医院进行进一步治疗，你本人也要坐上救护车，和她一起去。记得带上孩子最喜欢的玩具，你的手机也很适合作为娱乐设备一起带走。你的孩子很可能觉得护理人员很可疑，也可能会很喜欢他们。当然如果护理人员要给她打针或插管的话，孩子肯定不会喜欢他们的，不过我们只会在必要的情况下才会这样做。所以请放心地坐下来，给孩子一个大大的拥抱，其他的事情我们都会搞定的。

萨丽

重症监护医务人员

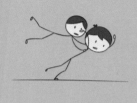

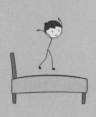

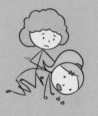

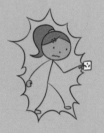

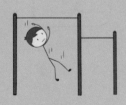

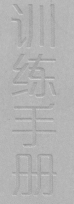

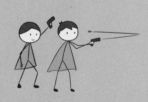

幼儿自救能力，训练手册

毛石头打狗狗会被咬的，小动物不是什么时候都好脾气呢，不可以欺负它们呀。

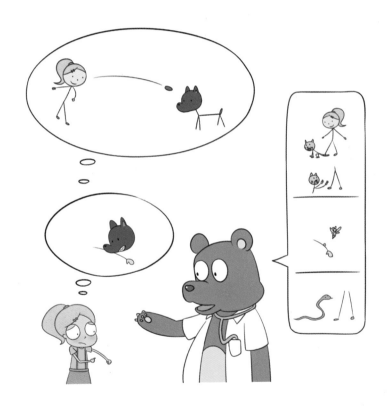

妈妈要记住

皮肤没有破损的咬伤，冷敷即可；一旦出血，需要用肥皂水冲洗，同时，一定要接种相应的疫苗。

　　骑自行车要戴护具，不然摔倒了会受伤的。小朋友自己用水果刀、开关门，也可能弄伤自己，一定要小心！

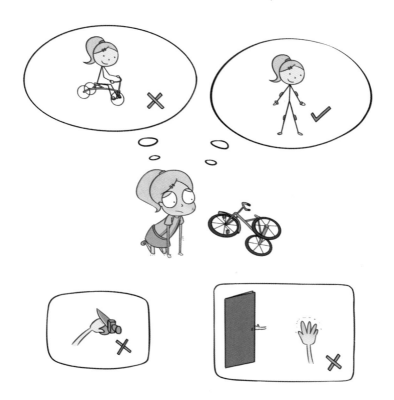

妈妈要记住

　　擦伤后，用温水清洗伤口污垢；对于深度割伤（咬伤），要用干净且干燥的布进行加压止血。

场景三

乱碰插座会被电到，很危险的。不能摸滚烫的烧水壶。在太阳底下要注意戴帽子防晒，不然会中暑的。

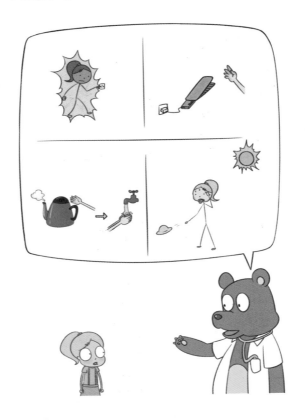

妈妈要记住

注意：要把热水器温度调到不高于50℃。让孩子远离所有发热的器具，烫伤后，应立即用凉水冲洗或浸泡患部至少20分钟。

吃水果不能直接往嘴里扔，也不能边走边吃东西，不然呛到气管里就麻烦了。

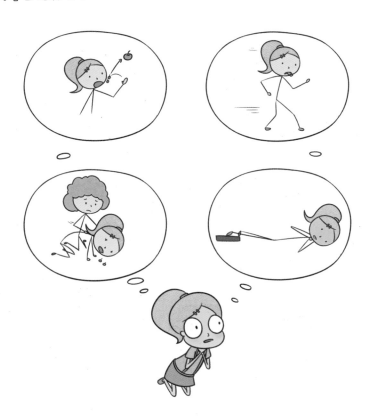

妈妈要记住

　　把食物切碎，让孩子坐下吃饭；孩子被异物卡住发生咳嗽时，不要拍背，不然会让异物下滑得更深。

场景五

　　背着别的小朋友跑很容易摔倒；嘴里含着东西跑也很危险，摔倒了可能会把牙齿磕掉。

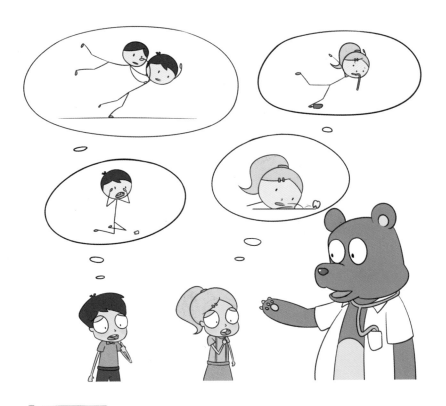

妈妈要记住

　　牙齿掉落后，捏住牙冠部位，用牛奶、生理盐水和唾液冲洗和保存，嘴里咬住干净的布，找医生处理。

不能见什么都吃，要是不小心吃了洗涤液、化妆品、药水什么的，会出大问题的。

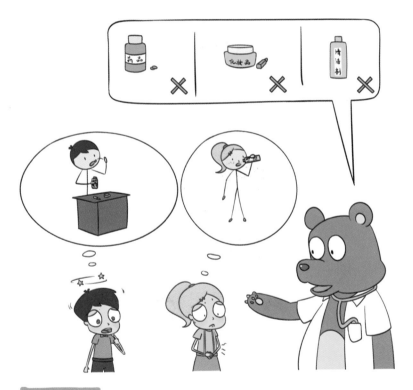

妈妈要记住

　　吸入有毒物后，应立即带孩子远离毒源；吞入有毒物后，不要催吐，防止二次伤害；沾上有毒物后，应立即用自来水冲洗。一定要打120！

玩玩具手枪要小心，如果对着墙壁开枪，"子弹"弹回来可能会打到眼睛。也不可以对小朋友丢石块。

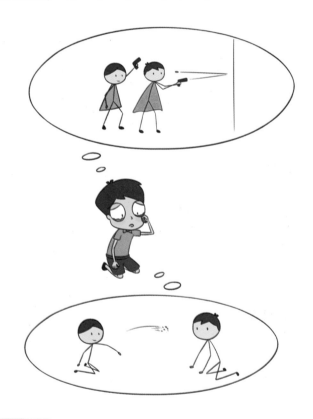

妈妈要记住

眼睛受伤或有异物进入后，不要揉，不要尝试取出异物，不要给眼睛用药，不要强行睁开眼睛。找医生求助！

捡到好看的小石头，千万不能往耳朵、鼻孔里塞，拿不出来就麻烦了！正确的做法是放到盒子里收起来。

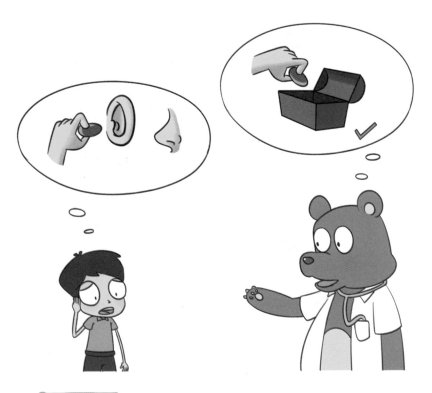

妈妈要记住

对进入鼻子、耳朵的异物，可尝试用吹气法（详见本书"异物"章节）取出；如果无效，或孩子不让触碰，一定要找医生寻求帮助。

场景九

把床当成蹦床来跳，摔下来可能会磕到头，那是很危险的。还要当心从桌子、柜子上摔下来，也会受伤的。

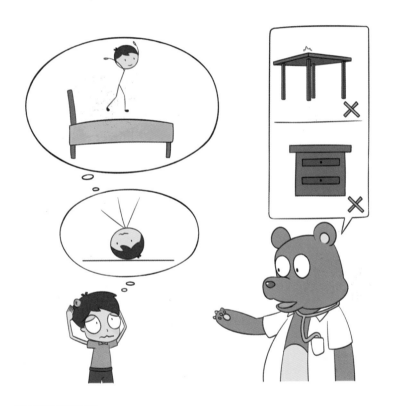

妈妈要记住

磕伤头部后，如果孩子有嗜睡、抽搐、呕吐、出血、视觉障碍等异常行为，而且伤口肿块发软，一定要及时就医。

玩高低杠的时候觉得扭到胳膊了要及时告诉妈妈，不然要是脱臼了就麻烦了。

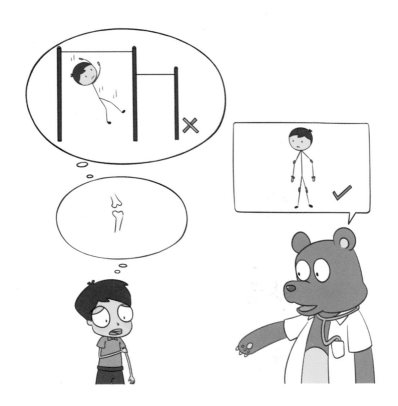

妈妈要记住

四肢受伤后，固定、抬高患肢，进行冷敷，尽量不要移动孩子，让他保持舒服的姿势，等救护车。

小朋友在外面玩，回到家后要先洗手再吃饭，不然肚子会痛的。

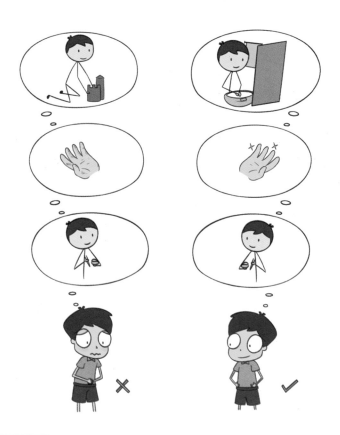

妈妈要记住

患肠胃炎导致腹泻时，孩子会有嘴唇干燥、皮肤冰凉、尿量减少等脱水症状，要让孩子多喝水。

小朋友不可以玩窗帘绳，勒到脖子的话会窒息的。也不可以爬窗台，太危险了！

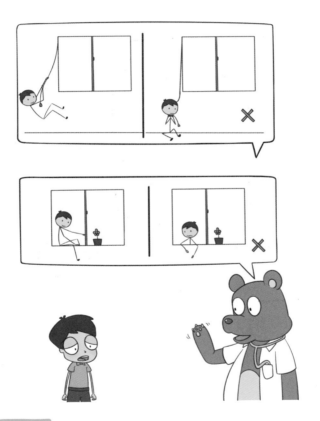

妈妈要记住

窗帘绳子可能会缠住孩子的脖子，请把它们放在孩子够不到的地方，或用绳夹把它们夹起来。

場景十三

用浴缸洗澡的时候千万要当心，万一溺水就危险了！

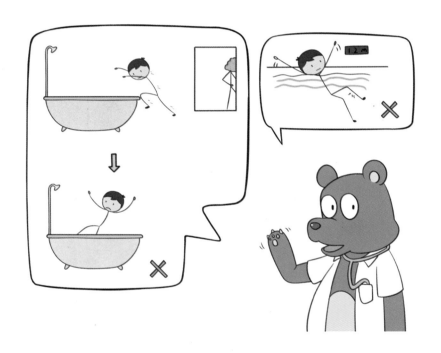

溺水后，首先让孩子侧躺，保证气道通畅，然后，立即开始进行DRSABCD急救（详见本书"心肺复苏"章节）。

如果妈妈突然晕倒了，你知道怎么拨打求助电话吗？急救热线是120，火警电话是119，小朋友要记牢！还要记住自己家的地址和电话，这样打电话求助的时候才能告诉接线员！

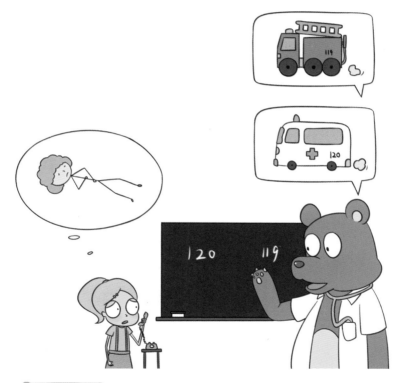

妈妈要记住

参照一些小游戏，教3岁以上孩子打急救电话，以及摆复苏体位。如果孩子过了8岁，那么可以带她去参加急救课程培训。

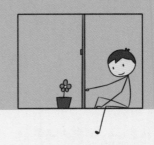

"安全健康我知道"行为指导

- 报警电话110、火警电话119、急救电话120。

- 饭前便后勤洗手。

- 每天至少刷牙两次，保护自己的牙齿。

- 在安全区域内游泳，不离开爸爸妈妈的视线。

- 吃饭的时候安静坐在桌子前。

- 运动的时候戴好头盔、护腕和护膝等。

- 不碰烫烫的水壶和炉灶。

- 妈妈说不可以吃的东西我不吃。

- 正确地开关门，不会让它夹住小手。

- 不在床上跳高，不爬爸爸的高高书架。

- 身上的洞洞不能放东西，我把心爱的小玩具放在我的宝物盒里。

- 和小动物们友好相处。

- 锻炼身体多运动，变高变强最健康。

• 相信你的直觉

我女儿艾比9个月大的某一天，我们在家里吃烧烤。吃东西的时候，我让丈夫帮忙看她一下，就在这时她从婴儿车里掉了下来，头撞到了房子的边角上。她当时就哭了起来，怎么哄都不管用。虽然对受伤的宝宝来说，大哭是一个好兆头，但是以防万一我还是呼叫了救护车。艾比被送到黄金海岸医院，很快得到了妥善的治疗，并且完全康复了。在艾比受伤的那一刻，我相信了我的直觉，呼叫了救护车。如果你真的担心孩子的情况，那么按照直觉做准没错。像艾比这样顺利康复当然是好事，这样我们既没有任何损失，也没有让孩子的情况变得更糟。为人父母，你要始终相信自己的直觉。

梅兰妮

护理人员

• 为了他，我必须冷静下来，坚强点

我从我儿子的一次意外中学到的是，在紧急情况下，单单依赖自己的母性本能是不够的。如果我当时这样做了，我很可能直接冲到马路上，把

我受伤的儿子抱在怀里，但是这样做可能会让他的脖子和背部进一步受伤。我会在哭鼻子上浪费更多的时间，而不是冷静地进行处理。幸运的是，我之前学到的急救训练给了我一剂强心针，让我的紧张情绪用在了正确的地方。

大约 1 年前，我们一家四口在外面的餐厅聚餐，我结账的时候，我的丈夫负责把两个儿子带到车上。突然，我听到了 2 岁的儿子埃罗发出了尖叫声，这种尖叫是我以前从来没有听到过的。我看不到他的情况，我也不需要看到，光是听到尖叫声就知道一定是有很严重的事发生了。所以我开始大喊"快叫救护车"，等到跑出餐厅，我才发现埃罗被卷到了一辆汽车的轮子下面。

幸运的是，当我赶到埃罗身边时，已经有两名男子对他施以援手，防止脊髓受伤。我没有问他们任何问题，也没有时间问。我只是跪在孩子身边，后来我才发现跪得太猛，我的膝盖都磕破了。我靠近他的身体，低头对他说："妈妈在这儿呢，你会好起来的。"他的伤势非常严重，而且触目惊心，肢体几乎被车轮碾碎了。我最开始以为他可能会失去左臂和右手，但这对我来说都不重要，我现在想的只有让孩子活下来。这是我第一次想听见孩子响亮的哭声。

埃罗的眼睛不停地左右转动，我多希望这是因为他内心的不安，而不是头部受伤导致的。我努力让自己冷静下来，告诉旁观者孩子失去了手指，需要一些物品来止血。

当孩子的哭声变得微弱时，我拼命地想让他哭出声来。我旁边的人劝我，让我跟孩子说"留在我身边"，而我则是选择告诉孩子"我爱你"。我突然觉得自己被恐惧感压得喘不过气来，我记得那一瞬间，孩子一直转动的眼球突然停下不动了。埃罗的视线直勾勾地落在我身上，这个场景我永远都不会忘。他感觉到了我的恐惧，而我的恐惧也在让他感到害怕，削弱他的意志。我立刻让自己打起精神来，自信地告诉他："你一定会好起来的。"令我感到欣慰的是，孩子的哭声又再次响起来了。

　　埃罗的眼神告诉我，为了他，我必须冷静下来，坚强点。他的眼神告诉我，尽管他承受着巨大的痛苦和折磨，但他仍然寻求着我的安慰和鼓励。我的任务不是把他的眼泪带走，而是让眼泪继续流下来。

　　一辆警车一路护送着我们的救护车，很快就把孩子送到了医院。当急救室的大门打开时，至少有10名医护人员在等着埃罗，而另外有一位社工在等着我。她站在我的旁边，以备不时之需。她还告诉我，医院外面聚集了很多记者，不过我并不想告诉那些人孩子的情况，我不想分心。

　　医生正在紧急评估埃罗的情况，我也被分配到了一些工作，比如把氧气面罩放在他的脸上，也得以让孩子看得到我。我清楚地记得当时我看着手中的面罩，还在疑惑为什么在这么紧张的情况下我居然没有发抖。是埃罗给了我力量，即使他一直在痛苦地哭喊，急诊室里的医生也忙作一团，但他还是在听我说话，所以我也在一直说话给他听。我告诉他，这些穿着制服的叔叔阿姨一直在帮助他，他们会帮忙让他康复起来。医生要给他翻身的时候我告诉他，可能会有点难受。我还给他讲了以前一起看的书上面的故事，在他要接受CT扫描的时候，我告诉他这个扫描机就像一个神奇的太空飞船。

当医生把埃罗推进手术室的时候，由于颈托固定着脖子，埃罗只能看到天花板，所以我和我的丈夫跟埃罗一起，开始数天花板上荧光灯的数量。这时候，埃罗第一次发出了哭声以外的声音——他低声跟我们一起数着："三、四、五……"从那一刻起，我知道他已经走上了康复的道路。三次手术，两次进重症监护室，持续不断的手部理疗和瘢痕治疗——作为一个小男孩，他承受了太多太多。不过现在，他已经完全康复了，现在留下的，只有他手上的一道伤疤。

在埃罗的故事里，埃罗自己就是唯一的英雄。但作为他的母亲，我真的感激那些在埃罗需要我的时候，让我留在他身边的人们；感谢一路陪我到医院的那位先生，后来我才发现是警察；还有我的急救老师，在我一生中最胆战心惊的时刻，他的话语一直伴随着我："冷静，鼓起勇气。"

在汽车里，我们会给孩子系上安全带；坐船的时候，我们会给孩子穿上救生衣；孩子骑车的时候，我们给他戴上头盔。我们承认，事故时时刻刻都有可能发生，所以我们也要用急救知识把自己武装起来，来保护孩子们。当然，希望这些急救知识永远都不会用到！

伊丽莎

第 三 章

常见外伤或异常状况的预防、识别和处理

在孩子年幼的时候，轻伤是难以避免的，

为了防止重伤的发生，父母需要知道该怎么办，

摆脱不必要的担忧和害怕，不慌不忙做父母。

过敏与严重过敏——婴幼儿常见突发症状

过敏与严重过敏反应一直是医疗健康领域的一大热门话题。这是必然的。目前过敏反应的发病率显著高于 30 年前，据估计，1/3 的澳大利亚人患有某种形式的过敏症。更令人担忧的是，每 100 人中就会有 1 个人在生命的某个阶段出现过敏反应。许多经典研究揭示了过敏的流行病学特点，包括过敏和益生菌、肠道健康之间的关系。过敏的发生可能和一系列因素有关，而不仅仅是某个单独的原因导致的。所以你需要一直对新的信息予以关注，特别是如果你或者身边的人有过敏症，就更应该重视一下了。

当一个孩子对某种特定的食物或物质（如尘螨、花粉或昆虫叮咬）过敏，并且与之接触时，就会发生过敏反应。这一类导致过敏的物质的学名叫过敏原，当它们通过吞咽、吸入或触摸进入人体内的时候，人体会通过产生抗体的方式作为回应。过敏原与抗体接触之后，人体的生理反应是产生许多物质，其中有一种被称为组胺。组胺释放的过程会引起炎症和肿胀，这就是过敏反应的症状。这一系列症状可能很轻微，也可能会危及生命。

预防：一次添加一种食物，确保孩子饮食安全

从昆虫叮咬到食物，孩子们可能对各种各样的东西过敏。乳制品、坚果和鸡蛋是更常见的过敏原。在刚开始给宝宝添加这些食物的时候，你不用时时刻刻都如临大敌，做好把宝宝送到急诊室的准备，只要遵循下面提到的这些原则即可。

澳大利亚临床免疫学和过敏学会（ASCIA）建议，在宝宝 4 ～ 6 月龄引入辅食，并且还建议在 12 个月之前引入高度致敏的食物。遵循这样的原则，或许有助于降低宝宝患上食物过敏或湿疹的风险。

下面的这些建议摘自 ASCIA 指南，在给宝宝引入辅食的时候可以参考。

+ 一次引入一种食物。添加另一种食物的时候，与前一种要间隔两天左右，以便你轻松识别出宝宝对食物的反应。如果对食物过敏的话，反应通常很快就会发生，从几分钟到两小时不等。在特殊情况下，过敏反应的到来可能会更晚一些。
+ 常见的食物过敏原（包括花生酱、熟鸡蛋、乳制品和小麦制品等）

应当让宝宝在 1 岁之内接触，包括食物过敏高风险的宝宝也应该如此。

+ ASCIA 建议在添加煮熟的鸡蛋和花生酱时要少量，添加时要保证鸡蛋充分煮熟，花生酱质地顺滑。你可以将少量煮熟的鸡蛋或花生酱（约 1/4 婴儿汤匙）混入宝宝的常见食物（如蔬菜泥）中，如果宝宝没有出现任何过敏反应，可以逐渐加量，最多加至数勺即可。

+ 继续给宝宝不同类型的食物，慢慢建立起包含各种食物的饮食结构。如果有食物引起了宝宝的过敏反应，立即停止给宝宝喂食，并寻求医疗帮助。

如果你家宝宝有个过敏的哥哥，那给弟弟添加新食物的时候可能就会很棘手。食物肯定是要给宝宝添加进来的，但同时你也需要保护好其他家庭成员。ASCIA 为此提供了一些解决问题的建议：

+ 趁过敏的家庭成员不在家里的时候，给宝宝引入新的食物。

+ 在烹饪和喂食的时候使用单独的炊具和餐具，然后再清洗干净。

+ 给宝宝喂食后，用肥皂清洗你和宝宝的手和脸。

+ 可以在外面（如亲戚家里）给宝宝提供新的食物。在回家之前，记得把你和宝宝的手和脸洗干净，确保你和宝宝的衣服上没有粘到食物过敏原。

+ 关于如何把引起大孩子过敏的食物喂给另一个小孩子，以及万一发生了过敏反应该怎么办，请与营养师进行讨论。

识别：观察孩子皮肤、呼吸等是否有异状

准确识别过敏反应的症状和体征非常重要。只是把花生酱或其他食物蹭到宝宝的皮肤上，并不能让你弄清楚宝宝是否过敏。宝宝的皮肤很娇嫩，所以在与某些物品相接触的时候，可能会出现红肿或发炎的反应。但是请注意，这可能不是过敏反应，只是比较敏感而已。遇到这种情况，最好还是向医生咨询。

轻至中度的过敏反应表现包括：

+ 面部或昆虫叮咬过的部位肿胀；

+ 皮肤上有荨麻疹或伤痕；

+ 嘴巴感到刺痛；

+ 出现不稳定的或无法安慰的行为（婴儿）；

+ 腹痛和／或呕吐（在绝大多数过敏原导致的过敏中，这些是轻至中度的过敏反应；但对于昆虫过敏，这是严重过敏反应的迹象）。

严重过敏反应表现包括：

+ 呼吸困难或呼吸的时候有啰音；
+ 舌头肿胀；
+ 喉咙肿胀或发紧；
+ 喘息或持续咳嗽；
+ 说话困难或声音沙哑；
+ 持续头晕或无法站立；
+ 面色苍白或身体松软无力（婴幼儿）。

处理：移走过敏原，安抚孩子，等救护车

对于轻中度的过敏反应，你需要：

+ 保持冷静。
+ 安抚你的孩子。

+ 将导致过敏的食物或其他物质移走，如果是昆虫蜇伤导致的，就把昆虫的刺取出来。

+ 由蜱虫叮咬引起的过敏，使用冷冻喷雾将蜱虫冷冻、干燥，让它自己掉下来（参见第 83 ~ 87 页）。

+ 呼叫救护车。

+ 如果孩子的医生曾经开过相应的药，则给他用药；如果有肾上腺素自动注射器，则准备好。

接下来，你需要继续观察宝宝是否出现了上面列出的严重过敏反应表现。如果反应严重或危及生命，你应该：

+ 让孩子平躺下来。如果呼吸困难，可以让她坐在地上，双腿放在前面，但不要让她站起来或四处走动。

+ 如果有肾上腺素自动注射器，则给她使用。

+ 呼叫救护车。

+ 如果注射肾上腺素之后 5 分钟仍然没有改善，就再注射一次。

+ 如果她失去知觉，请进行基础生命支持，即 DRSABCD（参见第 14 ~ 36 页的"心肺复苏"章节）。

　　如果你的孩子有过敏反应，你需要确保你的家庭医生或儿科医生已经提供过应对措施，并把它交给孩子的学校或其他经常照顾孩子、和孩子接触的人。你可以从官方网站下载相应的应对措施，例如本书中"急救法则快速参考"的彩图。

　　如果你需要给孩子注射肾上腺素，那么请务必阅读肾上腺素注射器自带的说明书。与其在匆忙之中给孩子注射了剂量不足的药物，或者连注射都没注射进去，还不如多花十几秒的时间先把说明书读懂。要记住，应该对着孩子的大腿注射，最好是在大腿中间或侧面肉多的部位。只要保证能够牢牢握住注射器不会跑偏，隔着衣服注射也是没问题的。

　　要是你对于是否需要使用肾上腺素注射器心存疑虑的话，那还是小心驶得万年船。如果你在孩子不需要的时候使用了肾上腺素注射器，并不会造成什么不良后果。但是如果该用的时候没有用上，后果就不堪设想了。

　　澳大利亚常用的肾上腺素注射器叫作"EpiPen"，有成人用（EpiPen）和儿童用（EpiPen Jr）两种版本。另一种注射器"Anapen"于 2015 年停产，不过它的新型号已经在欧洲上市了。

　　记住，要始终相信你自己的直觉。如果你总是觉得放心不下的话，最好还是呼叫医生为好。

小结

+ 儿童可能会对各种各样的东西过敏。

+ 在给宝宝引入辅食的时候，请遵循 ASCIA 的建议（在第 55 ～ 57 页有总结）。

+ 要始终按照孩子个体化的过敏应对措施来操作。

+ 如果你不确定是否要给孩子使用肾上腺素注射器，保险起见最好还是用一下！

● 严重过敏反应症状的识别

　　我 3 岁的女儿以前从来没出现过这么严重的过敏。一天晚上，我给她脱衣服准备洗澡的时候，发现她身上有一些红点。洗过澡后，这些红点变得更明显了，而且全身上下都有。我还以为是因为热水的刺激，心想等到身体凉下来，就没事了，但是当我和丈夫准备哄她睡觉的时候，她似乎很不安，还说身上很痒。宝宝身上原来的红点开始消退，然后又有新红点出现在不同的部位。这时她的呼吸变得急促了起来，呼吸很快就变得困难。认识到这是过敏的症状之后，我和丈夫决定把宝宝送到医院。医生给了她一剂抗组胺药之后，她的呼吸很快就平静了下来，身上的瘙痒也减轻了。

　　虽然我们并不知道当时宝宝因为什么出现了过敏，并且在这之后她也没再出现别的反应，但是这次我们很快识别出了症状，并且带她去看了医生，我们对自己做出的决定很满意。

克里斯汀

哮喘——影响婴幼儿呼吸畅通的肺部疾患

　　在很多国家和地区，儿童哮喘是非常常见的。哮喘是一种可能致命的疾病，中国有很多人饱受这种疾病的困扰。幸运的是，许多孩子的症状可以通过良好的管理措施得到控制。不过，对另一些人来说，想要控制哮喘可能没那么容易，这种疾病将会伴随他们直到成年期。

　　哮喘是一种慢性疾病。当哮喘发作时，肺部的气道会由于肿胀、气道内黏液和周围肌肉痉挛而变窄，使得呼吸出现困难。突然发生的哮喘或严重哮喘被称为哮喘发作，这种情况需要进行紧急处理。

　　根据官方医学机构的说法，幼儿哮喘是很难确诊的，因为宝宝不能像年纪比较大的孩子或成人那样，可以配合做呼吸测试，从而明确诊断。所以，医生可能会根据宝宝的症状和病史，先给予一些哮喘药物（如沙丁胺醇），看看它有什么效果。想要确诊哮喘是需要时间的，并且在宝宝被确诊为哮喘之前，可能会对沙丁胺醇产生反应，出现喘息发作。重要的是要记住，即使宝宝没有患上哮喘，喘息和咳嗽在小孩中也是很常见的。

预防：回避过敏原，随身携带药物

哮喘很难预防，但是可以很好地控制。最好能知道什么情况会引发孩子的哮喘，并尽量避免或减少和这些诱因的接触。有些触发因素难以避免，所以了解如何处理症状是至关重要的。常见的触发因素有：

+ 呼吸道感染，例如感冒和流感；

+ 尘螨和花粉等过敏原；

+ 运动；

+ 香烟烟雾。

有些时候，甚至天气和情绪的变化（如哭和笑）都可能引发哮喘的发作。

另一个有助于预防和控制哮喘突然发作的方法是，要确保你的宝宝使用药物的方法是正确的。在你用吸入器给宝宝一些缓解症状的药物（如沙丁胺醇）的时候，请按照以下步骤操作：

+ 让你的宝宝直立身体，坐在椅子上或你的腿上。

+ 充分摇动药品罐。

+ 将带有储雾罐的面罩盖在宝宝的口鼻上，确保密封性良好。

+ 给药 1 次，然后呼吸 4 次。

+ 重复给药，直到用完了这一次的剂量。

+ 如果药物没有效果，请呼叫救护车。

+ 如果这时孩子失去了意识，请进行 DRSABCD（参见第 14 ~ 36 页的"心肺复苏"章节）。

在给药过程中，最好能准备一个储雾罐，从而更加有效地将药物输送给孩子。青少年们可能觉得储雾罐这种东西一点都不帅气，所以要特别鼓励他们一下。储雾罐的尺寸有不同的大小，墨尔本皇家儿童医院建议，所有年龄段的儿童都应使用小容量的储雾罐。

识别：除了呼吸，还要注意皮肤症状

哮喘的具体发作症状因严重程度而异。每个孩子的哮喘情况也不同，因此你需要了解孩子的症状特点，并且在她出现典型发作症状的时候，能第一时间识别出来。你需要知道，光凭喘息的声音来判断哮喘的严重程度

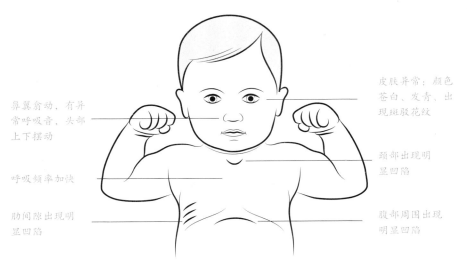

皮肤异常：颜色
苍白、发青、出
现斑驳花纹

鼻翼翕动，有异
常呼吸音，头部
上下摆动

颈部出现明
显凹陷

呼吸频率加快

肋间隙出现明
显凹陷

腹部周围出现
明显凹陷

▲ 哮喘发作期间出现呼吸困难的可能表现

是不行的。她可能会喘得很重，但实际情况没有那么糟糕；也可能会几乎
没有喘息，却病得很严重。上面这张图显示了孩子在哮喘发作期间可能出
现的症状和体征。记住，你是最了解你孩子的人，所以对于她的症状，你
应该了如指掌。

处理：记住 4×4×4 原则，给孩子争取救援时间

如果你的孩子患有哮喘，请确保你的家庭医生或儿科医生已经给孩子
提供了相应的急救设备，并把它交到孩子的学校，或其他经常照顾孩子、

和孩子接触的人们。

　　在紧急情况下，应当使用蓝色或灰色的急救药物吸入器（通常为沙丁胺醇）和储雾罐。如果你手边没有储雾罐，也可以用卫生纸的硬纸筒，或用手罩在孩子的鼻子和嘴巴上。

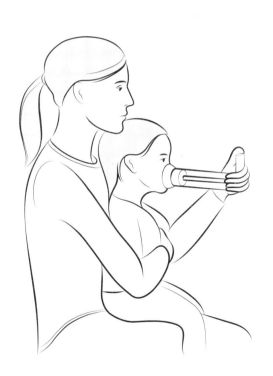

▲ 给宝宝使用吸入器的示意图

儿童哮喘的急救

1 让孩子坐直。
保持冷静，安慰孩子，让她安心。
不要让孩子独处。

2 给孩子准备蓝色或灰色的急救药物吸入器［例如喘乐宁、Asmol 或 Airomir（均为哮喘缓解药物）］，分4次喷入。
如果条件允许，最好使用储雾罐。
（每次喷一下，呼吸4~6次。）
最好使用孩子自己的药物吸入器。
（如果没有自备药物吸入器，使用急救箱里的吸入器，或者借一个。）

3 静待4分钟。
如果孩子还是不能正常呼吸，**就再喷4下**。
［每次喷一下（有条件的请使用储雾罐）。］

4 如果孩子依旧不能正常呼吸
需要立即呼叫救护车！
并且告诉救护人员孩子出现了哮喘发作。
继续给孩子使用哮喘缓解药物。
在救护车到现场之前，保持每4分钟喷一次，每次喷4下的频率。

博利康尼（特布他林）

分2次使用博利康尼吸入器。
对于平时不怎么服用博利康尼的孩子，如果没有吸入器，并且**年龄在6岁或以上**，都可以选择博利康尼。

等4分钟。
如果孩子仍然不能正常呼吸，**就再给一次药物**。

如果孩子还是不能正常呼吸的话，需要立即呼叫救护车！
并且告诉救护人员孩子出现了哮喘发作。
继续给孩子使用哮喘缓解药物。
在救护车到现场之前，保持每4分钟给一次药的频率。

仅限6岁及以上的孩子使用。

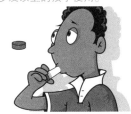

· 拧开瓶盖；
· 吸入器的开口朝上，旋转把手，然后再转回来；
· **让孩子呼气**，并且告诉孩子在呼气时不要移开吸入器；
· 让孩子咬住吸嘴，然后闭紧嘴唇，含住吸嘴；
· 让孩子用力深吸气；
· 然后让孩子慢慢呼气，呼气的时候**不要对着吸入器**；
· 再重复给药一次——每次重复给药之前，都需要左右旋转一次把手；
· 盖好盖子。

如何使用吸入器？

有储雾罐
有条件尽可能使用储雾罐

没有储雾罐
如果没有储雾罐，孩子的年龄需要在7岁以上

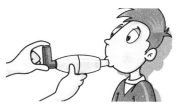 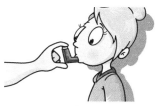

有储雾罐

- 安装储雾罐（4岁以下的宝宝应当使用面罩）；
- **打开吸入器盖子，并摇晃均匀**；
- 将吸入器和储雾罐水平连接在一起；
- 让孩子咬住吸嘴，然后闭紧嘴唇，含住吸嘴，**或者**用面罩扣住宝宝的口鼻，确保周围不漏气；
- **用力按一次吸入器**，将药物的气雾喷到储雾罐里面；
- 让孩子对着储雾罐**呼吸4~6次**；
- 重复喷1次药物，总共喷4次——记住每次喷之前都需要摇一摇吸入器；
- 盖好盖子。

没有储雾罐

- 打开吸入器盖子，**并摇晃均匀**；
- 让孩子**在呼气的时候**不要对着吸入器；
- 让孩子咬住吸嘴，然后闭紧嘴唇，含住吸嘴；
- 让孩子慢慢地深呼吸；
- 在孩子吸气的时候**用力按一次吸入器**；
- 让孩子憋住气，至少4秒钟，然后呼气，嘱咐她不要对着吸入器呼气；
- 重复喷1次药物，总共喷4次——记住每次喷药之前都需要摇一摇吸入器；
- 盖好盖子。

*如果没有储雾罐，并且孩子的年龄在7岁以下，需要把孩子或大人的手握成杯子的形状，盖好口鼻，确保不漏气。然后按压吸入器，让药物的气雾流到手掌里面，接下来的步骤**与有储雾罐的情况相同**。

不确定是不是哮喘？
立即呼叫救护车！

如果孩子的意识还清醒，并且看上去主要症状是呼吸困难，也可以按照处理哮喘的方法进行急救。如果孩子本身没有哮喘，使用哮喘缓解药物也不会造成不良后果。

严重的过敏反应
立即呼叫救护车！

条件允许的情况下，请参照儿童过敏反应行动计划 进行救助。如果孩子之前就有严重过敏的病史，并且这一次也出现了严重的过敏反应，请使用肾上腺素自动注射器，然后再让他们服用哮喘缓解药物。

虽然制表时已经做了充分的考虑，但这份图表仍只能作为一般指导，并不能完全代替医生。如果在使用本图表时造成了任何损害（包括因疏忽造成的后果），澳大利亚国家哮喘委员会概不负责。

© 澳大利亚国家哮喘委员会 2011

具体的哮喘发作急救操作，要记住 4 × 4 × 4 原则：

第一个 "4"：一共给孩子 4 次缓解药物；

第二个 "4"：每 4 分钟给药一次；

第三个 "4"：每次给药之后呼吸 4 次。

+ 给 4 次药，等待 4 分钟，再给 4 次药，再等 4 分钟，以此循环。

+ 如果孩子的症状没有缓解，请呼叫救护车，并继续进行上述操作，直到救护车到达现场。

记住，要始终相信你自己的直觉。如果你总是觉得放心不下的话，最好还是呼叫医生。

小结

+ 哮喘是一种严重的疾病，通过正确的管理措施，可以达到治疗的效果。

+ 你需要充分了解孩子的症状特点。

+ 制定一份哮喘应急措施势在必行。

+ 如果孩子哮喘发作，请遵循 4 × 4 × 4 原则进行处理。

• 记得打开储雾罐的盖子！

当我们的儿子杰思罗 4 岁时，他患上了哮喘。虽然病情基本稳定了，但是在把杰思罗送到幼儿园的时候，我仍然带上了哮喘急救药物，并且把使用方法交代得一清二楚。有一天上午，我接到了幼儿园的电话，让我马上到幼儿园去一趟。杰思罗因为一直在跑来跑去，导致哮喘突然发作了。当我到达现场之后，杰思罗已经用了药，虽然呼吸的情况看上去还好，但皮肤仍然有些发青。我检查了一下杰思罗的情况，似乎没什么大问题，于是我决定不叫救护车，直接带他去了医院。

到达医院之后，工作人员给了他另外一个吸入器，用完药之后，杰思罗的情况好多了。我很好奇，为什么在幼儿园给药的时候没有这么见效呢？后来我们过了好几个星期才意识到，虽然那时候我们已经取下了吸入器的盖子，但是储雾罐的盖子忘记打开了。所以在幼儿园里，杰思罗根本没得到有效的治疗！我们从这次的错误中吸取了教训，直接把储雾罐的盖子扔掉了，免得下次再忘了把它拿下来。谢天谢地，这一个细节就能挽救一条生命。

罗斯玛丽

咬伤或蜇伤——不可忽视的小麻烦

　　一位英国的朋友曾经告诉我，如果她在澳大利亚被什么东西咬了或者蜇了，她一定会第一时间赶到最近的医院，因为她觉得澳大利亚本土的动植物实在是太毒了。这种反应可能有些极端，但是其实也没有什么明显的错误。在澳大利亚，有毒的生物确实非常多，其中哪些是有害的、哪些是无害的，多了解这些绝对没坏处。每一种生物的相关资料都非常多，其中的一部分我在参考资料里列了出来（参见第98～100页）。

　　一提到被叮咬，我最先想到生物便是蜘蛛和蛇了。但是实际上，更容易咬伤我们的是昆虫和狗，甚至是另一个人！

　　由于具体的治疗方法和咬伤的具体原因有关，以下急救建议主要针对的是人们最常见的病例。

人和狗造成的咬伤

许多学龄前儿童会选择用咬伤别人来解决纠纷。其实，被人类咬伤的伤口是最脏的。我们的嘴里充满了细菌，如果某天你家的宝宝胳膊上带着一圈牙印回家了，请一定要记住这一点。

对于来自动物的咬伤，例如狗咬伤，急救的措施和人咬伤是相同的。作为急诊护士，我见过的没有任何原因被狗咬伤的病例非常少，绝大多数孩子是在和动物玩耍的时候被咬伤的。许多孩子并不明白，与猫猫狗狗过分亲密的接触，对动物来说其实是一件很可怕的事，以及为了抱抱小动物而把它们拎起来，也会让动物们认为自己处于致命的危险之中。

通过被动物咬伤带来的痛苦，孩子们可以从中学会尊重动物，希望这不会让你的孩子"一朝被蛇咬，十年怕井绳"，可能这个过程会让孩子变得更加谨慎。我家从孩子出生之前就有一只狗，它是我们家庭中不可或缺的一部分。家里没有狗的生活我是没办法想象的，所以教会孩子如何尊重动物、如何与动物相处，也是生活中的重要组成部分。

预防：给孩子制定与狗相处的规矩

对于狗咬伤，预防胜于治疗。5 岁以下的孩子是最容易受到环境的影响的，所以应该趁这个时候，教会你的孩子如何温柔地对待动物，并且与它们进行适当的互动。狗咬人的情况通常在孩子拽狗尾巴或从狗嘴里取骨头的时候才会发生。另外，也不要根据狗的大小来判断它们的威胁，即使是一条小奶狗，也很可能会以迅雷不及掩耳之势咬上你一口。

对学龄儿童来说，可以给他们制定一些与狗相处的规矩，避免惹怒狗狗。世界著名的犬类学家西萨·米兰建议，可以教孩子下面这些规矩：

+ 避免接近陌生的狗。

+ 千万不要对着狗尖叫，或者突然从它身边跑开。

+ 在没有成人监督的情况下，不要与狗玩耍。

+ 不要打扰正在进食、睡觉或照顾小狗的狗。

+ 如果狗正在接近你，不要逃跑。

+ 在拍狗的身体之前，先让它闻一下你的气味。

识别：表面伤口也不要大意

大多数人被狗咬伤的部位在面部、颈部和手部，四肢是人咬伤最常出现的部位。

对于尖锐的虎牙造成的伤口，必须要由医生进行检查。这些伤口表面上看通常没什么大问题，但是实际上可能会很深，特别是脸上的伤口更要注意。

如果你的宝宝脸或手被咬伤了，请务必向医生求助，同时寻找感染的征象。

如果被咬伤的区域出现了红肿、流脓，或者孩子开始出现流感样症状、发烧，这都可能表明存在感染的情况，需要进行治疗。

处理：皮肤破损必须打疫苗

想要把皮肤捅破，需要的力量还是相当大的，所以一般情况下，被咬之后只会有一些瘀伤，就像小孩打架之后那样。治疗这种瘀伤只要冷敷就可以了。

但是，如果皮肤出现了破损，就需要用肥皂和水进行充分的清洗。控制出血的方法可以参考后文的"出血"章节（第 101 ～ 115 页），用你手边的杀菌药物和敷料覆盖住伤口。如果皮肤上的伤已经不仅仅是一个小破口，就需要寻求医生的帮助了。较深的或者张开的伤口需要在医院进行冲洗和缝合。另外，被猫抓伤和咬伤的伤口也是很脏的，所以请像对待人咬伤的伤口那样，用肥皂和水清洗受伤区域。

如果伤口穿透了皮肤，你需要确保孩子接受的免疫接种都是最新的，特别是破伤风和肝炎疫苗。要是你们人在外地，一定要去看看医生，并且确认是否会有狂犬病的问题需要处理。如果你的孩子是在狂犬病高发的地方被咬伤，则需要进行特殊的治疗，这时要向医生寻求紧急医疗救助。另外，如果你在旅途中，这里还有一条万金油的建议：记得买好旅行保险！

昆虫和其他动物造成的蜇伤或咬伤

蜜蜂和黄蜂蜇伤

被蜜蜂蜇伤可能会很痛，但疼痛会很快消退。然而，对于严重过敏的人来说就不是这么回事了，蜜蜂蜇伤他们可能会导致致命后果。当一只蜜蜂蜇伤人类时，它会把毒刺和它附着的毒液囊留下。因为刺有倒钩，在过去，去除蜂刺的方法是用指甲、硬纸板、信用卡或其他类似的东西将它慢慢刮出来。这种方法不会挤压到毒液囊，免得将更多的毒液注入皮肤。不过，现在有证据表明，尽早清除毒刺更重要，具体用哪种操作方法都没关系。所以只要能把毒刺取出来，轻弹、划开、刮出都可以。

预防：不要给孩子穿鲜艳的衣服，以免吸引昆虫

有些种类的蜜蜂和黄蜂没有攻击性，只有在自卫的时候才会蜇人。也有的蜂类比较暴躁易怒，但一般都是因为它们觉得你威胁到了它们的生命，不管你是有意的还是无意的。为了最大限度地降低被蜇伤的可能性，你可以采取一些措施。当蜂类朝着孩子飞的时候，最主要的是告诉孩子，如果蜜蜂或黄蜂在周围嗡嗡作响，不要扑打它们，这一点对于比较吵闹的昆虫都是通用的。此外，如果你的孩子对蜜蜂过敏，在花园里的时候就不要给孩子穿鲜艳花卉图案的衣服了，蜜蜂是会被鲜艳的色彩吸引的。

如果蜜蜂被卷到了你的衣服里，请保持冷静。不管怎么说，把衣服脱

了上蹿下跳地赶走蜜蜂可不太理智，不仅让蜜蜂们很苦恼，也会让你的孩子看笑话的。

在欧洲，黄蜂蜇人也很常见。如果儿童或成人多次被蜇伤，就可能会引起过敏反应的发生。在自己家里，要注意把周围的黄蜂巢清理掉。这种蜂巢乍看上去像灰色的纸板，如果发现了这样的蜂巢，请找专业人士帮忙处理。黄蜂喜欢在食物和饮料周围闲逛，特别是甜饮料，所以在野外野餐的时候，拿起果汁之前记得检查一下。

识别：蜇伤会导致孩子恶心和呕吐

蜜蜂和黄蜂造成的蜇伤通常是轻微的，症状持续时间比较短暂，不过还是很烦人的。蜜蜂或黄蜂蜇伤的症状可能包括：

+ 蜇伤部位剧烈的灼痛或发痒；
+ 蜇伤部位周围出现红晕和轻微肿胀。

轻微的反应性症状通常会在几个小时内消失，但有些孩子对叮咬的反应可能更大。

中度反应的体征和症状包括：

+ 蜇伤处及周围皮肤明显发红；
+ 蜇伤部位肿胀越来越严重。

相比之下，中度症状比轻微症状持续时间更久，有时需要几天才能消退。

蜂蜇引起的严重过敏反应可能危及生命，需要紧急医疗救助。具体的体征和症状可能包括：

+ 皮疹，可能遍布全身；

+ 呼吸困难；

+ 喉咙和舌头肿胀；

+ 恶心和呕吐；

+ 腹痛和腹泻；

+ 头晕；

+ 肢体无力；

+ 失去意识；

+ 血压下降（休克）。

在你的孩子出现这些症状的时候，及时识别非常重要。这种情况需要尽快联系医疗救助。

处理：取刺，注意清洁和冷敷

如果你的孩子被蜂蜇伤了，并且出现了严重过敏反应，请尽快（最好在几分钟内）把蜂刺去掉，并且根据过敏反应的急救原则进行处理（参见第 54 ~ 62 页的过敏相关章节）。

如果孩子没有对蜂蜇伤过敏的话，请参考以下步骤：

+ 及时取出蜂刺。
+ 用肥皂和温水清洗患处。
+ 使用冰袋进行冷敷。

如果孩子出现了中度至重度反应，请寻求医疗协助。孩子可能需要药物来缓解症状。如果你担心的话，请务必向医生求助。

如果你的孩子被欧洲黄蜂蜇伤：

+ 用肥皂和温水清洗患处。
+ 使用冰袋冷敷。
+ 给孩子服用镇痛药，如对乙酰氨基酚或布洛芬。
+ 注意过敏反应。
+ 如果刺痛部位有明显的肿胀，请向医生求助。

● 孩子和蜜蜂

蜜蜂会在不知不觉间蜇伤你的孩子。当孩子站在花丛中的时候，一定要确保孩子穿好了鞋子。一群蜜蜂虽然表面上看上去声势浩大，但通常它们心里波澜不惊，它们只是正在寻找一个可以居住的地方而已。在没有蜂巢需要它们保护的时候，蜜蜂们没有必要贸然攻击别人。而如果蜜蜂在你家里筑巢了，请和当地的蜜蜂俱乐部联系，他们会帮你安全地把蜂巢搬走的。

但是，当你看到了一个蜂巢的时候，要注意别让任何家庭成员接近它。无论是野生的还是家养的，蜜蜂都会保护好自己的飞行路径，并对任何靠近蜂巢的人发起进攻。

记住，蜜蜂并不想伤害你或你的孩子。如果你与它们保持距离，并确保你的孩子在花丛里穿好了鞋子，无论是你们还是蜜蜂，都会愉快而安全地度过这一天的。

卡伦

养蜂专家

蚊子叮咬

蚊子是生活中非常让人厌烦的一种虫子。不过它们除了会在你身上咬出一个痒痒的包之外，通常也不会造成太大的伤害。然而，根据你居住的地方，蚊子也可能是一些血液传播疾病的携带者，如罗斯河病毒、登革热等。幸运的是，在澳大利亚，疟疾并不是很泛滥。我和我丈夫在肯尼亚西部做志愿者的时候，我不幸感染了疟疾。当时我们在维多利亚湖附近的一个村庄，正在与当地人建立医疗营地，那里简直是蚊子们的天堂。幸运的是，因为我当时正在接受预防性药物治疗，我的病情并不是很严重。

预防：穿宽松的浅色衣服

一旦蚊子吸食完人类的血液，就会在安静的平面上产卵。蚊子卵在 48 小时内孵化，成长为一只足够咬人的蚊子，需要 5 天左右的时间。

在温暖的天气里，可以通过定期清理花盆、水桶、水池、宠物的碗等有积水的地方，来避免蚊子卵在这些地方孵化。当然，对于水池这一类地方，为了防止孩子溺水，应该每次用完之后就收拾。

蚊子们喜欢深色，所以让孩子穿上宽松的浅色衣服，有助于防止蚊虫叮咬。市面上有很多化学驱虫剂可供选择，但要注意，有一些驱虫剂毒性很大，特别是对于儿童，使用这些驱虫剂的时候务必小心谨慎，并且一定要好好看驱虫剂的说明书。另外，也有一些专门为儿童设计的驱虫工具，在药店等地方都可以买到。驱虫剂的具体药效强度，还要看你的所在地蚊子泛不泛滥来决定。

对于儿童驱虫剂的使用，家长可以参考以下建议：

+ 使用前先完整阅读说明书，特别是仔细查看产品中的DEET（避蚊胺）含量。
+ 遵循生产厂家的说明书使用驱虫剂。
+ 可以在身上涂抹的制剂比喷雾更好。
+ 使用时少量涂抹在裸露的皮肤上。

+ 对幼儿来说，比起喷在皮肤上，在衣服上涂抹或喷洒驱虫剂是
  最安全的，另外不要把驱虫剂喷洒在 1 岁以下儿童的皮肤上。
+ 不要用于开放伤口或敏感区域。
+ 请勿涂抹于眼睛或嘴巴周围的区域。
+ 请勿涂抹在幼儿的嘴唇、手或手指上。
+ 回到室内之后，请用肥皂和水清洗掉皮肤上的驱虫剂。
+ 误饮驱虫剂是有害的，应将驱虫剂存放在儿童接触不到的地方。

识别与处理：不要挠破肿包，冷敷

如果你的孩子被蚊子咬伤了，皮肤上可能会出现红色的肿包。为了避免感染、留下瘢痕，尽量让孩子不要把包挠破（当然说起来容易，做起来难）。可以使用止痒药物，或者含有木瓜、芦荟这些物质的药膏。还有一个好办法是在蚊子咬的包上冰敷 2 分钟，可以很好地麻醉这个部位，让人感觉舒适一些。如果被蚊子咬伤的部位肿得很严重，看上去有感染的迹象，或者你由于其他的一些原因放心不下，请寻求医生的帮助。

蚂蚁叮咬

识别和处理：清洗伤口，冷敷观察

你在小时候被蚂蚁咬过吗？被蚂蚁咬的感觉真的非常疼。我在工作中

遇到的蚂蚁咬伤，大多数都是牛蚁导致的。对于这种伤，昆虫学家贾斯汀·施密特给出了最恰如其分的描述：大胆而无情，就像有人在用电钻挖你的脚指甲。

所以毫无疑问，如果你的孩子被蚂蚁咬伤了，你很快就会知道，因为她肯定会发出一声惊世骇俗的尖叫。不过，除非孩子有过敏症，一般情况下只要用肥皂和水把伤口清洗一下，然后冷敷伤口即可，再给孩子看看她最喜欢的电视节目，分散一下注意力。除此之外只要观察就可以了，但是也要警惕有没有进一步的反应。导致过敏的蚂蚁里面，有 90% 的罪魁祸首都是杰克跳蚁[1]（参见"急救法则快速参考"彩页中过敏的处理部分）。

蜱虫叮咬

蜱虫是以动物和人类血液为食的寄生虫，遍布澳大利亚各地。蜱虫种类很多，可以通过咬伤别人来传播病毒和细菌。致瘫痪蜱是和人类关联最密切的一种蜱虫，也叫多毛硬蜱。每次我们去丛林徒步旅行时，我 6 岁大的孩子似乎都会发现这种小吸血鬼。有时她没有注意到蜱的存在，也有时会被蜱叮咬，不仅被咬的部位很疼，还让她头痛欲裂。在我们最后一次露营之旅中，她在右耳后面的头发里发现了两只蜱。她调皮地把这两只蜱虫称为"蒂法尼"和"特雷弗"，然后把它们迅速赶走了。我们在露营时会定期进行全身蜱检查，但我还是漏掉了藏在她头发里的那两只，直到孩子说疼、一直挠这个部位的时候我才发现。

---

[1] 原产于澳大利亚的一种牛蚁。——译者注

预防：穿浅色长衣长裤

蜱虫多生活在田间、草地和丛林，比如致瘫痪蜱在澳大利亚东部的潮湿丛林和沿海地区尤为常见。春季是成年蜱最活跃的季节，特别是在下雨之后。它们住在生长茂盛的草丛和灌木丛中，等待着一顿美餐。

如果你正准备进入蜱虫活跃地带，下面这些建议有助于预防蜱虫叮咬：

+ 给孩子穿上长衣长裤。
+ 把孩子的裤脚塞进袜子里，这样蜱就不会从裤脚钻进来了。
+ 穿浅色的衣服，可以更容易发现深色的蜱虫。
+ 在从蜱虫活跃的区域出来之后，把所有衣物用热水洗一遍，或者在热烘干机里面烘 20 分钟，以杀死那些可能跟着一起回来的蜱虫。

识别：淋巴结痛，伤口结黑痂

蜱在叮咬的时候会将一些毒素注射到目标体内，引起咬伤部位红肿或轻度过敏反应，但大多数蜱叮咬引起的症状都很轻微或几乎没有症状。如果你的孩子对蜱叮咬过敏，请给予处方药治疗，必要时遵循 DRSABCD 的原则进行支持（参见第 14 ～ 36 页"心肺复苏"章节）。

蜱虫叮咬导致的瘫痪虽然不常见，但可能构成严重的健康威胁。另外，澳大利亚也发生过一些严重蜱传播疾病，包括昆士兰蜱斑疹伤寒（又称斑疹热），以及弗林德斯岛斑疹热。蜱引起的哺乳动物肉类过敏是一种相对较新的综合征，被致瘫痪蜱叮咬的人，会在食用肉类和动物副产品（如明胶）的时候出现过敏反应。

蜱瘫痪的症状和体征包括：

+ 皮疹；

+ 头痛；

+ 发烧；

+ 流感样症状；

+ 淋巴结压痛；

+ 站立不稳；

+ 对强光敏感；

+ 肢体无力；

+ 部分面部瘫痪；

+ 咬伤部位出现黑色结痂。

如果你的孩子出现了上述症状，务必寻求医疗帮助。

处理：用冷冻喷雾，完整取出蜱虫

那么去除蜱虫的最佳方式是什么呢？以前人们的建议是，用相对稳定的力量轻轻把蜱拉出来，避免在这个过程中挤压蜱的身体。但是现在的证据证明，这并不是一个好办法。

谢丽尔·范·纽恩副教授是悉尼皇家北岸医院的临床免疫学专家，发表了 100 多篇关于虫蜇伤的论文。她曾经说过：

"如果是一只小蜱虫，要轻拍它，不要抓住它；如果是一只大蜱虫，要冻住它，不要挤压它。"

这条建议非常有道理。当我们在去除蜱虫的时候，很难不刺激到它们的身体，而这会导致它们注射更多毒素和导致过敏的唾液。ASCIA 建议采用以下方法去除蜱虫：

对于大蜱虫，使用冷冻喷雾将其冷冻。可以准备一支好用的喷雾放在急救箱里。在冻结蜱虫的过程中，就可以阻止它注射更多的毒素。一旦冻结之后，死蜱会在一段时间后掉落，或者你也可以使用镊子将其移除。

对于较小的蜱虫，可以在它们身上抹一点含有除虫菊的乳膏。一旦蜱虫死了，它们就会自己掉下来。要避免抓伤它们。

最重要的一点是，要避免你的孩子把蜱虫抓伤。如果实在赶不走蜱虫，或者皮肤里仍然残留蜱的身体，请立即就医。如果你的孩子对蜱过敏，则应该遵循过敏的急救步骤来处理。

不要试图用甲醇或其他任何化学物质杀死蜱虫，这只会导致蜱注入更多的毒素和过敏性唾液。

一旦你将蜱虫赶走了，接下来应该：

+ 用肥皂和水清洗该区域。

+ 如皮肤里仍然残留有蜱的身体，请寻求医疗帮助。

+ 如果孩子出现任何蜱相关疾病的症状，请寻求医疗帮助。

蛇和蜘蛛咬伤

在这里，我将蛇和一些有毒的蜘蛛放在一起介绍，是因为需要的急救步骤是相同的，这两种生物都是非常危险的！

当然，并非所有蛇都有毒。中国有 200 多种蛇，其中只有几十种是有毒的。但是，最好还是把所有蛇都当成致命毒蛇比较好，除非你是专家，否则想要区分不同的蛇种类是很难的，弄错品种带来的后果谁都不想看到。

有些蜘蛛也有毒，并且对人类来说是致命的。比如中国的穴居狼蛛和澳大利亚的漏斗网蜘蛛。好消息是，据澳大利亚博物馆的科学家称，自 1981 年引入抗蛇毒血清以来，官方记录中已经没有任何漏斗网蜘蛛致死病例了。

要是你在毒蜘蛛活跃的区域里活动，而蜘蛛咬了你的孩子，你又不确定它是什么种类，最好还是谨慎处理，并且给孩子缠上压力绷带。

预防：在野外，不要穿短裤和凉鞋

各个地区都有蛇，一般来说这些蛇对人类没有兴趣。它们通常不具攻击性，但如果你踩在了蛇的身上，它们就会瞬间变得暴躁，并且进入自卫模式。绝大多数蛇咬伤都发生在人们试图抓住或杀死一条蛇的时候。

蜘蛛也会因为自卫而咬伤别人，有传言说漏斗网蜘蛛在咬人的时候会跳跃起来进行攻击，这大抵只是个都市传说。不过，它们的移动速度的确非常快。雄性漏斗网蜘蛛会孑然一身四处闲逛，寻找自己的伴侣。而所有记录在案的人们被蜘蛛咬伤致死的病例都来自雄性漏斗网蜘蛛的叮咬。

这里有一些防止你和家里人被咬伤的小提示：

+ 在野外徒步时穿长裤（如牛仔裤）和不露趾的鞋子，不要穿短裤和凉鞋，特别是孩子们。
+ 告诉你的孩子，不要把手往倒下的树木、厚厚的灌木丛或岩石下方伸，这些都是蛇和蜘蛛常见的藏身之处。
+ 告诉孩子蛇和蜘蛛不能摸。
+ 在蛇出没的区域行走的时候，记得用沉重的脚步来"打草惊蛇"。记住，蛇是害怕你的。

作为一名急诊科护士，我曾经治疗过一个被一条小棕蛇咬伤的 5 岁女孩。她把地上的一条蛇捡了起来，还以为是她哥哥丢掉的玩具蛇。不用说，蛇肯定觉得非常害怕，于是咬伤了她。她跑到家里，告诉她的妈妈自己被蛇咬了，但她的妈妈并没有相信她，因为这个小女孩平时总是大惊小怪的，而且身上没有被咬过的痕迹。实际上，被蛇咬伤很可能不会留下咬痕，或者只会留下很浅的印记或擦伤。结果，她很快就出现了一系列症状。幸运的是，她的妈妈知道这时候应该怎么急救，挽救了她的生命。

识别：可能出现心律不齐、呼吸困难

有了这个 5 岁女孩的经验，你会发现，蛇咬伤并不总是那么明显。有时候蛇只用在皮肤上划一个很浅的划痕，就可以把毒液引到人的身体里。据墨尔本大学澳大利亚毒液研究所（AVRU）的专家称，蛇在死后也会维持咬合的状态，并且它的毒液在数小时内仍然有毒。

而一般毒性较大的蜘蛛的牙相当大，在被咬伤的部位是可以看到刺伤的。

被毒蜘蛛咬伤的迹象可能包括：

+ 肉眼可见的穿刺伤；

+ 咬伤部位疼痛；

+ 肿胀和发红；

+ 嘴巴周围感到麻木；

+ 恶心、呕吐和腹痛；

+ 唾液分泌过多、出大汗；

+ 呼吸困难；

+ 困倦；

+ 心率加快；

+ 肌肉痉挛。

蛇咬伤的症状和体征取决于蛇的种类。并非所有的咬伤都会导致疼痛，有些只会引起轻微的痛感，以及咬伤部位的轻度红肿。

被蛇咬伤的症状包括但不限于：

+ 被咬伤部位可以看到穿刺伤（但并不是总能见到）；

+ 恶心、呕吐和腹痛；

+ 出血；

+ 头痛；

+ 麻木感；

+ 心率加快；

+ 呼吸困难；

+ 瘫痪。

处理：保持冷静，用绷带减缓毒液扩散

如果孩子被蛇或毒蜘蛛咬伤，一定要先让孩子保持冷静。正如 AVRU 所述，保持冷静可以让毒液传播的时钟停止脚步。

保持冷静说来容易做来难，但为了帮助孩子，你自己先保持冷静是非常重要的。如果你失去了冷静，你的孩子也会崩溃。所以，先把你为人父母的"高帽"戴好，为了孩子的最大利益而行事。

以往蛇咬伤的急救治疗主要是使用止血带来中断血液供应。但是现在

人们已经意识到这是无效的，并且还会造成损害，因为这样一来，蛇毒会转移到淋巴系统之中。所以现在，我们使用压力固定技术（PIT）来压缩肢体，并减缓毒液的流动。

　　压力绷带是一种宽尺寸的高压绷带，可以用于绑扎扭伤的脚踝。被蛇咬伤的时候，应当用压力绷带缠绕住被咬伤的部位，从肢体末端开始缠绕绷带（但要露出手指或脚趾），然后再缠到肢体近端。在绷带绕圈的时候，每绕一圈把绷带交叠压住一半。缠绕的时候要注意不要缠得太紧，应该能够将一根手指塞到绷带下方的缝隙里，就像你在脚踝扭伤的时候缠的绷带

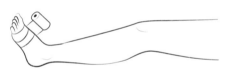

1. 从被咬伤的肢体末端开始，向近端方向缠绕压力绷带，并且让脚趾或手指暴露在外

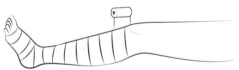

2. 每缠绕一圈，将绷带交叠压住一半，就像给扭伤的脚踝缠绷带那样

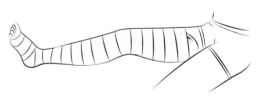

3. 一直缠到肢体的顶端

▲ 压力固定技术（PIT）

那样，要缠结实，也要让血液能够流通。然后夹住肢体（参见第184～197页"肢体受伤"章节），尽量不要移动你的孩子，最好能得到其他人的帮助。

针对蛇和漏斗网蜘蛛咬伤的问题，AVRU的专家们专门列出了一份"要这样做"和"不要这样做"的清单，可供参考：

要这样做：

+ 要遵循DRSABCD的原则进行基础生命支持（参见第14～36页"心肺复苏"章节）。
+ 要和蛇保持安全的距离。
+ 要让孩子保持冷静，并让他们躺下来。
+ 如果被咬伤的肢体戴了戒指、手镯等饰物，要把它们及时摘下来，避免发生肿胀之后，这些饰物引起血流不畅，导致进一步的伤害。
+ 在任何时候都要留在孩子身边，直到医疗协助团队到达现场。如果你为了寻求帮助必须离开孩子身边，请尽快回来。
+ 条件允许的话，请在绷带上用笔标记出被咬伤的区域范围。

不要这样做：

+ 不要试图捕捉、追逐或杀死蛇，这可能会导致另一次咬伤的发生。
+ 不要在没有医生的建议时，贸然给予伤者酒精、茶、兴奋剂、食物或药物。

+ 不要清洗伤口、冷敷或热敷伤口、切开伤口、使用结扎线或止血带、进行电击，也不要使用任何方法吸吮伤口。

+ 不要让孩子行走或跑动。

+ 不要解开或松开压力固定绷带，除非医生让你这样做。

+ 不要依赖传统草药或偏方，应该抓紧时间呼叫救援。

小结

总而言之，AVRU 的详细建议如下：

+ 如果有其他人在场，请让一个人去打电话，或用其他形式立即寻求医疗协助。

+ 让孩子舒缓情绪，并鼓励她保持冷静。

+ 尽快使用压力绷带加压缠绕受伤的肢体，从被咬伤的部位开始，向肢体末端的脚趾或手指缠绕，然后再向肢体近端的方向缠绕。

+ 要保证孩子的手指或脚趾末端没有被缠在绷带里，以便于观察血液循环的情况。

+ 不要脱掉孩子的衣服，隔着衣服缠绷带即可。

+ 缠绕绷带的松紧程度和踝关节扭伤接近，但不要缠太紧，以防止血液循环受阻。

+ 尽量把绷带缠得远一点，以压缩淋巴管。

+ 在缠绷带的起始位置，绑一根棍子或其他的硬质物品作为夹板是非常重要的。

+ 使用另一条绷带将夹板固定在缠着绷带的肢体上，如果没有多余的绷带了，请使用衣物或类似物品。

+ 一定要让孩子和受伤的肢体都保持不动。

+ 将夹板牢固地固定在肢体上，最好多固定几个关节，防止孩子移动肢体，这也有助于限制毒液的传播。

+ 在完成了初步急救之后，请尽快寻求医疗协助。

+ 如果你的孩子已经失去了知觉，请按照 DRSABCD 的原则进行基本生命支持 (参见第 14 ～ 36 页)，要做好心肺复苏的准备。

我以前曾经听过一个惊险的故事。一名男性在甘蔗种植园里，被一条棕色的蛇多次咬伤。因为在种植园里工作的时候，被蛇咬伤的风险非常高，和他在一起的工作人员都接受过蛇咬伤的急救培训。于是工作人员为伤者缠绕了压力绷带，并让他保持冷静，同时呼叫了救护直升机。直升机需要2 个小时才能到达，而男子的病情已经刻不容缓，需要接受心肺复苏术了。于是，这名男子一边接受着心肺复苏，一边被飞机送到地区医院，医院给予其抗蛇毒血清和进一步的生命支持，最终这个人幸运地活了下来。

要记住，保持冷静、使用压力绷带和遵循 DRSABCD 原则是治疗的关键。

其他蜘蛛咬伤引起的疼痛一般都没有毒蜘蛛咬伤那么痛，也许咬伤部位会有一点肿胀。科学研究表明，在大多数情况下，咬伤只会引起红斑和水疱。如果你的孩子被其他普通蜘蛛咬伤，可以用冰块来缓解疼痛，必要时用一点对乙酰氨基酚或布洛芬。如果你实在担心，或者被咬伤的部位出现了明显红肿，可以寻求医疗帮助。

水母蜇伤

海洋是许多生物赖以生存的家园，其中有些水母可能会咬伤或蜇伤人类。我们在带孩子度假和外出时，有必要了解一下水母蜇伤的情况。本节提供的信息来自彼得·芬纳博士，他是一名海军军医，是 AVRU 的成员。

海里的水母多种多样，有的水母人畜无害，有的则会威胁生命。当你带着孩子到海里玩耍的时候，了解海域里有哪些类型的水母也是很重要的。

预防：在安全区域内游泳，远离水母密集区

大多数有害的水母生活在温暖的热带水域。比较危险的水母物种有箱形水母和伊鲁康吉水母，这些水母蜇伤人的季节通常从 11 月开始，一直持续到 3 月[1]。

海上危险生物小组由澳大利亚冲浪救生组织和昆士兰州政府组建，该小组的专家建议在游泳时采取以下预防措施：

[1] 此为澳大利亚本地的水母活跃季节。——译者注

+ 要留在有人巡逻的海滩上，在安全区域内游泳。

+ 注意安全标志并遵守要求。

+ 海滩封闭时请勿下水。

+ 如果需要的话，请向救生员寻求帮助和建议。

+ 不要触摸漂到岸上的水母，它们在岸上一样会蜇你。

另外，在热带水域，建议采取以下额外措施：

+ 在防水母网的区域内游泳。

+ 身着全身莱卡面料的泳装或类似服装下水，以防止被海洋生物蜇伤，特别是在水母活跃的季节。

+ 下水的时候要慢一些，好让水母有时间离你远一点。

识别：皮肤出现异常，疼痛、恐慌要警惕

根据水母的种类不同，被水母蜇伤之后的症状和体征也有所不同。比如有一种箱形水母，它可以在皮肤上留下触手的痕迹，同时引起剧烈疼痛、呼吸困难甚至引发虚脱，还有一种叫伊鲁康吉水母，它造成的蜇伤通常较小，可以看到凸起的红色区域（类似于鞭痕），并且在被蜇伤后 20～40 分钟开始出现症状，包括严重的背痛和头痛、恶心呕吐、大量出汗、情绪紧张、恐慌或濒死感。（第 98～100 页的表格列出了不同海洋生物蜇伤引起的症状。）

处理：不要摩擦，用海水清洗受伤部位

如果你的孩子在热带水域被水母蜇伤了，请遵循以下原则进行急救：

+ 遵循 DRSABCD 的原则（参见"心肺复苏"章节，第 14 ～ 36 页）。
+ 用手取下残留在皮肤上的触须，但不要摩擦蜇伤部位。
+ 将醋倒在蜇伤部位，至少 30 秒。
+ 如果没有醋，请取下触须并用海水冲洗，而不是用清水冲洗。
+ 确保进一步的医疗救助已经在路上。

在非热带水域，有一种蓝瓶僧帽水母蜇伤也会带来不少痛苦。专业救生组织表示，可以使用热水来缓解蓝瓶僧帽水母蜇伤的疼痛，而不要用醋冲洗。如果你的孩子被蓝瓶僧帽水母蜇伤了，可以这样做：

+ 保持冷静。
+ 不要让她摩擦患处。
+ 用手取下残留在皮肤上的触须（可能会感觉到刺痛，不过是无害的）。
+ 用海水冲洗受伤区域，以去除那些肉眼看不见的引起刺痛的物质。
+ 将孩子受伤的部位放在她能够忍受的最热的水中（先自己试一试水温）。

+ 如果热水无法缓解疼痛，或者没有热水的话，请使用冷敷袋或冰袋。
+ 不要用淡水清洗蜇伤部位。

　　下表参考了海洋医生和 AVRU 网站的信息，总结了咬伤、蜇伤的识别和处理的要点。

生物类型	可能的症状和体征	是否需要加压固定	急救措施	应该到哪里寻求帮助
蜜蜂和黄蜂	蜇伤部位发红、疼痛和肿胀	否	及时去掉蜂刺，用肥皂和水清洗；冷敷	中度反应：全科医生；严重反应：遵循计划流程，呼叫救护车
蚊子	咬伤部位发红、轻微肿胀和瘙痒	否	冷敷	过度肿胀或感染迹象：全科医生
蚂蚁	蜇伤部位发红、剧烈疼痛和轻微肿胀	否	用肥皂和水清洗；冷敷	严重过敏反应：遵循计划流程；呼叫救护车
蜱	咬伤部位发红、轻微肿胀和过敏反应	否	使用冷冻喷雾（成虫）或含有除虫菊的乳膏（幼虫）	严重过敏反应：遵循计划流程，呼叫救护车
毒蜘蛛	疼痛、口唇发麻、舌头抽搐、流口水、头痛、恶心、呕吐、腹痛、出汗、呼吸困难、抽搐和虚脱	是	施加压力绷带并固定整个被咬伤的肢体；让伤者保持冷静；DRSABCD	呼叫救护车
红背蜘蛛	出汗（包括咬伤部位周围）、恶心、腹部或胸部疼痛、一般不适感	否	冷敷	如果伤者是个小孩子，或者发生轻度反应，请寻求医疗帮助
普通蜘蛛	咬伤部位轻度疼痛、轻度发红和肿胀	否	用肥皂和水清洗；冷敷	如果发生轻微的局部反应，请咨询全科医生

生物类型	可能的症状和体征	是否需要加压固定	急救措施	应该到哪里寻求帮助
蛇（包括海蛇）	头痛、恶心和呕吐、腹痛、肌肉无力或瘫痪、呼吸困难或吞咽困难、视力模糊、虚脱（咬伤部位不一定肉眼可见）	是	施加压力绷带并固定整个被咬伤的肢体；让伤者保持冷静；DRSABCD	呼叫救护车
热带水母	蜇伤部位轻度至剧烈疼痛、触手痕迹、皮疹、发红、起疱	否	用大量的醋清洗蜇伤部位（如果没有醋则使用海水）；摘掉残留的触手；冷敷	如果可能的话，寻求救生员的帮助；寻求医疗协助，如果发生严重反应，请呼叫救护车
箱形水母	留下触手痕迹、剧烈疼痛、呼吸困难、虚脱	否	用大量的醋清洗蜇伤部位（如果没有醋则使用海水）；摘掉残留的触手；冷敷；DRSABCD	呼叫救护车
伊鲁康吉水母	蜇伤部位通常很小，蜇伤20～40分钟后出现红色凸起区域（鞭痕），并有严重的背部疼痛和头痛、恶心呕吐、大量出汗、情绪紧张、恐慌或濒死感	否	用大量的醋清洗蜇伤部位（如果没有醋则使用海水）；摘掉残留的触手；冷敷；DRSABCD	呼叫救护车
蓝瓶僧帽水母（非热带）	蜇伤部位轻度至剧烈疼痛、触手痕迹、皮疹、发红、起疱	否	用大量海水清洗蜇伤部位；摘掉触手；将受伤部位置于热水中（不要太热，避免烫伤），每次20分钟，持续2小时	出现严重疼痛、呼吸困难，或蜇伤部位在面部、喉咙，或大面积蜇伤：呼叫救护车
锥形蜗牛（芋螺）	疼痛、受伤部位肿胀、麻木感、肌肉无力、呼吸困难	是	施加压力绷带并固定整个被咬伤的肢体；让伤者保持冷静；DRSABCD	呼叫救护车

生物类型	可能的症状和体征	是否需要加压固定	急救措施	应该到哪里寻求帮助
蓝环章鱼	很轻或没有疼痛、嘴巴周围刺痛、轻度无力、呼吸困难	是	施加压力绷带并固定整个被咬伤的肢体；让伤者保持冷静；DRSABCD	呼叫救护车
石鱼和其他鱼类	严重疼痛、受伤部位肿胀和压痛、皮肤变色(蓝色)、头晕、恶心和呕吐、腹痛、呼吸困难、虚脱	否	用大量清水清洗受伤部位；将受伤部位置于热水中（不要太热，避免烫伤），每次20分钟，持续2小时；在伤口上涂抗菌药物；DRSABCD	寻求医疗协助

若你此前知道你的孩子对上述某种生物过敏，请记得始终遵循你的过敏处理方案来操作，并在必要时寻求紧急医疗帮助。

出血——童年不可避免的伤害

　　割伤和擦伤——没有一个孩子能够在自己青春年少的时期回避这些伤害。它们就像孩子们走向成年的必经之路，无论是从滑板车上摔下来，还是手指被门缝夹住，而你作为家长，需要知道这些伤的处理方法，同时要保持冷静。许多人都不喜欢看到血，但正如我之前提到的那样，不管你再怎么讨厌见血，但是当你的孩子遇到了这样的问题，你必须冷静下来。孩子们在生病或者受伤的时候，会观察成年人的表现。如果我们表现出了一副吓坏了的样子，那孩子也会慌张起来。孩子们也像许多成年人那样讨厌见到血，所以我总是建议家长们在自己的常备物品中准备一块红色的方巾，这有助于在孩子受伤的时候遮盖住血液，让娇气的小宝贝儿把情绪稳定下来。这种做法对患有自闭症或其他特殊障碍的孩子们尤其有效。

预防：给孩子创造防护环境

育儿里面的学问很多，不过其中很大一部分只要靠自己的常识就可以了。坦率地说，围绕着孩子身边发生的事情，一般并不会有太多新鲜的花样。如果你家的孩子喜欢骑自行车、踏板车、滑板或其他能够通过轮子高速移动的东西，那就必须准备好合适的防护设备，如头盔、护膝和护肘。

而对年幼的宝宝来说，他们稚嫩的手指很容易被门夹住，所以给门装上防止夹手的防护条，是个物有所值的投资。当孩子们长大一点之后，还要告诉他们如何安全地使用厨房的刀具。

● 降低风险

为了让孩子的成长环境更加安全，你有没有想过给房子做一点小改造？

我有一些好建议：在孩子上学之前，撤掉家里所有的茶几。茶几可以说是幼儿们在家里探索、攀爬的完美高度，这样的桌子对他们有一种天然的吸引力。但是你要知道，茶几是造成幼儿受伤的常见罪魁祸首，不仅可以造成眉毛、额头、头皮、下巴、嘴唇和牙齿的碰伤，也容易引起孩子被热饮和食物烫伤，摔倒甚至吞咽小硬币导致的窒息等。把风险降低，可以让你的监督变得更容易。

格伦达

儿科护士

识别：伤口周围红肿、疼痛

那么孩子受伤之后在什么情况下需要接受伤口缝合，以及流多少鼻血才算血量太多？好在绝大多数伤口一般都不大，可以在家进行处理。

首先观察一下伤口的情况。

伤口深不深？你能看到伤口里面的样子吗？

能不能看到脂肪组织、肌肉或者骨头？

伤口的边缘是锯齿状的？或者伤口是不是难以对合到一起？

伤口的位置是不是在嘴唇、眼睛、耳朵周围这些棘手的部位？

……

如果这些问题的答案都是肯定的，那么你的孩子可能会需要接受缝合或皮肤黏合治疗。不过，在去最近的医院或找全科医生寻求治疗之前，不要给孩子任何饮食，免得孩子需要接受手术的时候不太方便。条件允许的话甚至可以给孩子一点一氧化二氮，能够让孩子感觉好一些。

如果在经过紧急治疗后，出血仍然没有停止，或者伤口出现了感染迹象，那么还需要进一步的医疗帮助。这时要相信你的直觉。如果你觉得应该给医生看看伤口的情况，那就这样做。

如果你发现血液呈喷射状，请用力把伤口包扎紧，并呼叫救护车。这种情况很可能预示着孩子的动脉破损了，这是一种紧急医疗情况。另外，这也是为什么不能把深嵌在伤口里面的东西拉出来的原因。如果有一些小碎片，是可以把它们取出来的，但是在伤口深部的东西必须让它们保持原位。你需要稳定住伤口，间接施加压力把伤口包扎好，然后就医。

任何伤口都有感染的风险。感染的症状和体征包括：

+ 伤口周围红肿；

+ 有脓液从伤口里流出来；

+ 流感样症状；

+ 发烧；

+ 严重疼痛；

+ 与身体的其他部位相比，受伤的地方摸起来很烫。

如果你的孩子出现了上述症状，可能需要抗生素治疗，这时候请向医生寻求帮助。

有一些特殊的伤口，即使止血不难，也需要马上就医。例如：穿过唇边的切口、耳朵的软骨被割伤、深层的刺伤、非常脏的伤口、伤口里有碎玻璃等东西你无法取出来。如果你不确定应该怎么做，请保持小心谨慎的原则，及时寻求医生的帮助。

处理：大量出血，止血最重要

◎ 撕裂伤 / 切割伤：不要清除异物，加压止血是关键

撕裂伤指的是由于打击、撞击或其他伤害，导致身体的组织被撕开的一些情况。小孩子的身体非常精致，可以巧妙地承受各种冲击。然而，孩子们往往也会受到撕裂伤的困扰，最常见的受伤部位就是额头上方和下巴下方。

受伤的过程通常是由于打击的力量，导致皮肤裂开，即使是很小的伤口也会流出很多的血。我以前在工作中见过很多孩子，用一条血淋淋的毛巾捂在伤口上不敢撒手，他们担心一旦取下毛巾，可能连皮都要一起掉下来。不过等到护士连哄带骗地让他们松开手之后，通常都会发现，伤口的长度可能还不到 1 厘米。

在出血伤口的急救中，关键的处理措施是止血。阻止伤口出血的最佳方法是，在伤口表面施加有力的直接压力至少 5 分钟——虽然在你面对一个因为流血而吓得尖叫不止的孩子的时候，这个时间漫长得像 2 小时。要记得使用干净且干燥的材料进行加压止血，敷料的具体材料不限。如果你

手边没有急救箱，用茶巾[1]或面巾也是非常不错的。而如果你们在外面的公园玩耍（平心而论，这种事故常常发生在外出的时候），也可以用围巾、孩子的针织衫、T恤甚至袜子。总之，要在伤口上施加足够大的压力。

如果伤口很小，加压止血5分钟之后，可以用盐水或清水冲洗，确保伤口里面没有污垢，并在表面使用一些抗菌药物，必要时可以在伤口上盖上敷料。要记住，相信自己的直觉。如果实在担心伤口的情况，请向医生寻求帮助。

一些免缝合伤口胶带和创可贴是非常有帮助的。许多孩子喜欢使用创可贴，所以记得准备足够的库存。

而如果伤口内嵌入有其他东西，例如一根棍子或一把剪刀，请不要尝试把它们拔出来，而是要在物体周围施加压力以阻止出血（间接加压止血）。

我身边有许多"小超人"，其中之一的雅各布小朋友曾经从树上掉下来，并且掉到了下面的树枝上而受了伤。当时，一支圆珠笔大小的棍子刚好穿进了他的腿上。好在他的父母知道急救方法，并且清楚地知道他们不应该拔掉棍子，而是应该稳定它的位置，同时施加压力并寻求帮助。

雅各布的父母在棍子的底部缠上了两条茶巾，并用绷带将其固定到位，这样就可以防止棍子来回摆动了，同时还在伤口周围施加了压力，阻止出血。他们不能用自己的汽车载着雅各布去医院，于是他们呼叫了救护车。为了取出这根棍子，雅各布需要接受手术。非常幸运的是，虽然这根棍子切断

[1]西方家庭常用来擦拭餐具的方巾。——译者注

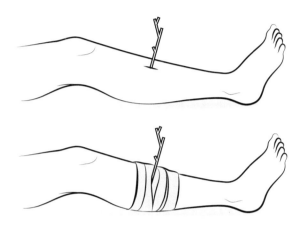

▲ 伤口有异物嵌入时的包扎方法

了膝盖后面的一条主要血管，但棍子在这个位置就像一根插头一样堵住了出血，幸亏他的父母没把棍子拔出来。

虽然即使雅各布的父母把这根棍子拔了出来，雅各布也不至于马上流血致死，但这样做确实会对腿部造成更大的伤害，同时导致雅各布大量失血。

<table>
<tr><td rowspan="2">小
结</td><td>+ 使用清洁干燥的材料覆盖在伤口上，并施加足够大的直接
压力。</td></tr>
<tr><td>+ 保持加压止血 5 分钟。</td></tr>
<tr><td></td><td>+ 如果血液从伤口喷出，请直接用力按住伤口并呼叫救护车。</td></tr>
</table>

+ 不要拔出深深嵌入伤口的东西，固定住它并寻求医疗帮助。

+ 如果伤口裂开、很深、很脏或在唇部、眼睛或耳朵等棘手的区域，请寻求医疗帮助。

+ 在医生看过孩子的情况之前，不要给孩子任何饮食。

+ 如果伤口较小，请将它清洗干净，必要时使用一种抗菌药物并用绷带包扎。

● 额头上的豌豆

在我们的第二个孩子出生前一个月的某一天，我和丈夫与几个朋友共进晚餐。我们那个蹒跚学步的儿子和他的小伙伴（朋友家的儿子）一起，待在楼上一个到处都是玩具的房间里。这是他们最喜欢的地方，他们经常在这间屋子里玩各种游戏。这个房间的门就朝着过道开，我们觉得里面很安全。当我们吃饭的时候，我们也可以听到孩子们无忧无虑的笑声——直到房间内发出一声巨响！

听到声音之后，我们马上跑到楼上，发现孩子们找到了一包干豌豆，并把豌豆撒在了地板上。然后我们的儿子杰克爬上了床（我们以为他爬不上去的），结果他越过了床头，摔到了木地板上。杰克掉下来的时候，头首先着地，地板上的一粒干豌豆刚好嵌在了他的额头上。虽然没有出血，但我们并不能取出那粒豌豆。于是我们把他带到了急诊室，通过手术将豌豆取了出来。手术取豌豆这种事，就连医生也不是很常见到。医务人员告诉我们，把豌豆留在孩子的额头上是最好的做法，因为要是贸然把豌豆取出来的话，杰克的血就会喷涌而出。

杰克现在成了一名结直肠外科医生，而当时我肚子里的宝宝现在是耳鼻喉外科医生。当年嵌在杰克额头上的豌豆留下了一个小小的伤疤，不过没有造成任何后遗症。

杰妮

◎ 擦伤：用温水清洗伤口污垢，预防感染

擦伤是一种几乎每个孩子都会遇到的伤害。孩子们可能会从滑板、自行车上面掉下来，这些能够高速移动的东西都是孩子们心头所好，他们热衷于玩这些东西，同时也容易在这过程中擦伤皮肤。尽管擦伤通常都比较轻，但也会带来痛苦，而且伤口偶尔也会很脏。如果你对此很担心的话，记得寻求医生的帮助。

首先需要去除污垢。最好的方法之一是把你的孩子放在温水浴缸里，使用柔软的绒布清洗掉污垢。不管你的孩子多么不乐意，你都要做一个不听抗议的家长，将伤口清洗干净作为第一要务，毕竟谁也不希望看到伤口感染，听孩子尖叫几分钟总比伤口感染要好吧。擦洗的时候也不要太用力，这样会对伤口造成更多创伤，也会带来更多痛苦，就更不用说孩子翻倍的尖叫声了。在你清除伤口污垢的过程中，不妨和孩子聊聊生日礼物之类的事，分散一下注意力，清理起来会更轻松。

清洗完之后要用不掉毛的布轻轻拍干伤口，避免纤维粘在伤口上。接下来可以使用一种抗菌药物，在潮湿的环境下，伤口会更容易愈合。不过，想让孩子老老实实地接受贴在身上的敷料并不是一件容易的事。在盖上敷料之前，使用一些有效的凝胶或药膏，可以起到促进伤口愈合的作用。要记住，如果敷料变得潮湿了，就是需要更换的时候了。如果你的孩子实在不能忍受身上盖着纱布的感觉，要注意在伤口愈合的过程中，当心衣服和床单之类的东西与它粘在一起。

随着擦伤逐渐愈合，伤口也会开始发痒。这时候孩子们可能会用手抠伤口结的痂，而这可能导致落下伤疤或者进一步出血。所以应该告诉孩子不要抠伤口的血痂。

小结

+ 用水清洗伤口并去除污垢。

+ 必要时使用抗菌药物和不粘敷料。

+ 注意感染的迹象。

+ 如果你担心的话，请寻求医疗帮助。

◎ 截肢和挤压伤：无菌纱布加压止血，潮湿环境保管断肢

宝宝们从来都是充满好奇心的，而这可能给他们娇嫩的手指头带来伤害。手指被夹在门缝中是幼儿常见的伤。门的合页会带来很大的压力，足以压碎或切断一个宝宝的手指末端。此外，车门也是宝宝手指被夹的一个热门场所。

如果孩子的手指被压断了，首要任务是止血。你需要用清洁干燥的东西对手指施加强有力的直接压力。理想情况下，最好是使用急救箱里面的无菌纱布，不过任何干净、干燥的敷料都是可以的。拨打电话呼叫救护车之后，你需要检查一下孩子的手指。如果手指的一部分被截断了，不必惊慌，现代医学技术可以创造奇迹！

如果孩子的手指断掉了，那么一旦出血得到了控制，你需要把断肢好好保管起来。不要将断肢直接放在冰上或水中，这会造成更进一步的伤害，并且降低断肢再植的可能性。这时你应该把断肢放在潮湿（但不是完全湿透的）的无菌纱布中，并将其密封在塑料袋里保管起来。拉链自封袋是最理想的选择。如果没有无菌纱布，用纸巾也可以。要注意：不要把断肢放在湿漉漉的地方，潮湿或者干燥的状态都可以。要是断肢非常脏，需要先用流动自来水冲洗一下。接下来，将装有断肢的密封袋放在冰水混合物上面，为了满足这一点，最好的方法是用塑料容器、杯子或其他拉链袋装好冰和水，然后再把装着断肢的袋子放在容器里。

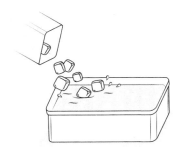

制备冰水混合物

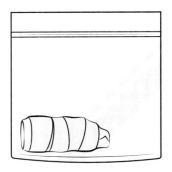

将断肢放在密封拉链袋中

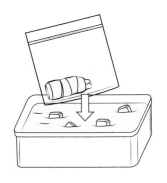

将密封袋放到冰水里

▲ 保管断肢的方法

　　我曾经听说过许多例子，患者被送到了医院，断肢却不见了。为了防止这种情况的发生，断肢必须和受伤的孩子放在一起。

　　肢体离断或受到挤压伤的孩子通常需要接受手术治疗，不仅需要修复伤口，还要彻底清洗以防止感染。我一直对整形外科医生能把断掉的肢体重新装回去感到惊讶，所以即使你不确定断肢值不值得带上，以防万一，还是把它收好一起带到医院来。

小结

+ 当务之急是给伤口施加足够的压力，让出血速度减慢或停止。

+ 呼叫救护车。

+ 把断掉的肢体捡回来，如果比较脏的话，用自来水轻轻冲洗。

+ 用潮湿（但不是完全湿透的）纱布或纸巾包起来，并密封在塑料袋里。

+ 将塑料袋放在冰水里保存。

+ 不要把断肢直接放在冰水中。

+ 把断肢放在孩子身边，保管好。

◎ 流鼻血：安抚孩子，用冷敷材料按压鼻翼

流鼻血在儿童中非常常见，表面看上去好像流了好多血，但是实际上，流鼻血的严重程度比看上去要轻得多。孩子流鼻血一点也不新鲜，所以在家中进行处理就可以了。孩子们可能因为头部或鼻子受到撞击、抠鼻子、往鼻孔里插入了异物、空气过于干燥、过敏或感染等原因，导致流鼻血的发生。当鼻子里脆弱的血管发生破裂时就会流鼻血。

如果孩子流鼻血了，请先安抚孩子，让她冷静下来。因为哭泣会增加

鼻腔的压力，让出血更加严重。让孩子身体向前倾，用足够的压力用力捏住她的鼻翼（鼻梁下方柔软的部分），让她用嘴呼吸。如果孩子能忍受的话，可以在她的鼻梁上放个冰袋或者凉毛巾，然后继续用力按压鼻翼 10 分钟。

　　在此期间不要试图察看流血有没有停，只要持续按压 10 分钟即可。如果你在急救箱里准备了一个计时器的话，这里就能派上用场了，或者用手机上的计时器也是可以的。而如果 10 分钟后出血还没有停止，就再按 10 分钟。

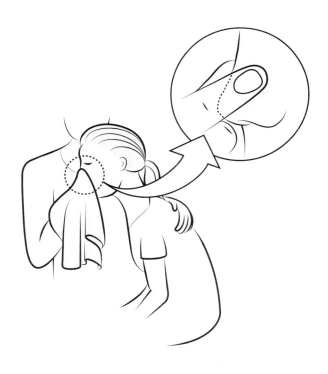

▲ 流鼻血的急救

一旦出血停止了，要告诉孩子在 15 分钟之内不要吸鼻子或者用力呼气。想要做到这一点并不容易，因为孩子鼻子里面的血块可能会让她觉得很难受。另外，你还要阻止她抠鼻子。如果血液流到了嗓子里，并且被孩子吞下肚子的话，之后孩子可能还会吐血。不过不用担心，这是正常现象。

而要是孩子的鼻血一直在流，或者流鼻血很频繁，那么请向医生求助。如果孩子患有出血性疾病，则要记得始终遵循儿科医生或全科医生的医嘱行事。

小结

+ 帮助孩子冷静下来。
+ 让孩子身体向前倾。
+ 捏住孩子的鼻翼，让她通过嘴来呼吸。
+ 将冷敷材料或冰毛巾放在孩子的鼻梁上。
+ 按压鼻翼 10 分钟。
+ 嘱咐孩子不要用力吸鼻子、擤鼻涕或者抠鼻孔，这样坚持 15 分钟。
+ 如果出血还没有停止，请向医生寻求帮助。
+ 如果孩子患有出血性疾病，记得遵循儿科医生或全科医生的医嘱。

灼伤——日常生活中受伤的高发区

　　冰块、蛋白、黄油，以前人们曾经以为这些食物是成人和儿童烧伤急救的最佳处理方法，但真的有效吗？研究证明并没有什么效果。

　　烧伤是由于人体接触热源、火焰、化学物质、电或辐射而导致的组织损伤，是儿童受伤的主要原因之一，特别是幼儿烧伤更常见。根据世界卫生组织的统计，在世界各地，每天有 260 名儿童死于烧伤。

烧伤的类型

　　预防烧伤比受伤后治疗更重要。但首先，我们应当先了解一下日常烧伤的几种不同类型。

◎ 热灼伤

热灼伤是和热源接触引起的烧伤。热水和茶汤等液体、加热器、直发器以及肉眼可见的火焰，都是热灼伤的常见来源。

可悲的是，热液体引起的烫伤非常常见，5 岁以下儿童烫伤病例占所有烧伤的 65% 以上。因为无论杯子里的液体是什么温度，又口渴又好奇的宝宝们都会去喝一口。

而作为大人必须注意到这一点。像热饮、热锅的把手、浴缸里的热水都是烫伤的常见来源，除此之外也要注意其他的来源。不要在你怀里抱着宝宝的时候喝热水。我曾经见过好几次妈妈抱着孩子的时候喝咖啡，结果咖啡杯的盖子掉下来，热咖啡刚好溅在宝宝头上。千万要注意！

◎ 电灼伤

在你的孩子接触电的时候，有可能会发生电灼伤。要是你的孩子受到了这种伤害，首先要确保你自己没有处在危险之中——记得在触摸孩子身体之前断掉电源，免得自己也变成受害者！电击不仅会灼伤皮肤，还会导致心脏和其他器官受损，所以要做好 DRSABCD 的急救准备（参见"心肺复苏"章节，第 14 ～ 36 页）。

请注意，你的孩子身上可能会有两次烧伤，这是电流进入和离开她的身体的时候分别造成的。

◎ 化学灼伤

与化学刺激物（酸性或碱性的化学物质）接触时，就会发生化学灼伤。

常见的化学灼伤常常由家用清洁剂造成，如漂白剂或下水道排水管清洁剂，锂离子电池（纽扣电池）也是很危险的。

◎ 辐射灼伤

对孩子来说，辐射灼伤最常见的类型是晒伤。

◎ 摩擦灼伤

从孩子的角度考虑，最常见的摩擦灼伤是摩擦地毯和跑步机引起的。

预防：从孩子视角给家居做防护措施

为了防止孩子们受到灼伤的困扰，最好的方法是放低自己的姿态，从孩子们的视角来进行考虑。孩子们的身高能到达什么样的高度呢？想想看，以前小孩子觉得高不可攀的茶几，随着年龄的增长也能够得着了，孩子们当然会想要上去看看都有什么。或者也许你家的孩子在伸个手就能够到炉灶的时候，还想帮忙做个饭呢。如果你的家里有这么大的小孩，应该经常考虑这些事情。要知道，孩子们的成长速度可是相当快的。

还是那句话，预防胜于治疗。你应该教育好孩子，热的东西就是危险的东西。孩子们也可以通过经验来学习，如果被烫伤了一次，即使是幼儿也能理解到，要是再摸热炉子手会很疼的。

◎ 明火烫伤

燃烧中的火焰，比如篝火、蜡烛和火柴，也是让儿童严重受伤的罪魁祸首。要记住"四字真言"：停、躺、遮、滚，也就是说：

+ 马上停下手里的事情。

+ 快速躺到地上。

+ 用手遮住脸，两个胳膊肘夹紧。

+ 在地上左右打滚，让身上的火熄灭。

◎ 热液烫伤

为了防止在家庭环境中被烫伤，可参考以下做法：

+ 将炉灶上平底锅把手转向靠墙壁的位置。

+ 使用具有儿童防护性能的炉灶。

+ 把热饮放在孩子够不到的地方。

+ 在把宝宝抱在怀里的时候，不要在宝宝头顶上方喝热咖啡。

+ 把蒸汽喷雾器放在孩子够不到的地方。

和成人相比，造成婴儿和儿童皮肤烫伤的温度要低得多。大多数热水系统设定的温度在 70℃ 左右，在这个温度下，孩子被烫伤只需要 1 秒钟。因此，把热水器温度调到 50℃，是减少烫伤事故的一种好方法。

◎ 其他热灼伤

+ 让孩子们的手指远离吹风机和直发器。

+ 电器的线要放在孩子够不到的地方，不要让它们垂下来被孩子抓住。

+ 使用壁炉或加热器时要用上防护罩。

+ 野营的时候，在离开营地之前要确保篝火完全熄灭（用水来扑灭，不要用泥土或沙子）。

◎ 化学灼伤

+ 把家用所有化学品都放在孩子够不到的地方。

+ 确保孩子接触不到纽扣电池，并且保证装有纽扣电池的设备是安全的（参见"异物"章节，第 170 ~ 174 页）。

◎ 晒伤

+ 在一天中最热的时候待在阴凉处。

+ 给孩子（特别是年幼的宝宝）穿上长衣长裤。

+ 在所有暴露的皮肤上涂抹防晒霜。

+ 戴上帽子（说起来容易，但让一个顽皮的孩子做到这一点是很难的）。

+ 下载一个防晒指南 App。

对年幼的宝宝来说，许多父母会在宝宝睡觉的时候用毯子盖住婴儿车，保护宝宝免受阳光照射。这里需要注意，婴儿车在设计的时候，并没有准备让你完整盖住它（除了带网眼的婴儿车），所以你要确保充分的空气流通。斯德哥尔摩儿童医院的儿科医生斯万特·诺根博士认为，婴儿车就像热水瓶一样可以保温。一项实验表明，有毯子覆盖的婴儿车内温度比婴儿车外高 12℃，想象一下，在 30℃的大热天里，这该有多可怕！

识别：判断灼伤程度，无疼痛情况要注意

以前人们用一度、二度和三度来描述灼伤的程度，而现在已经不是这样描述的了。目前人们会把灼伤分为浅度灼伤（仅有皮肤浅层受伤）、部分皮层灼伤（影响到皮肤的下层）和全层皮肤灼伤（影响到皮肤的所有层）。

事故发生后几天内可能无法判断灼伤的深度。部分皮层灼伤可能疼痛异常，而全层皮肤灼伤因为神经末梢受到了严重损害，反而不会那么痛。

处理：移除、冷却、覆盖、呼救四步法

在灼伤的急救中，最重要的便是用冷自来水冲洗受伤区域至少 20 分钟，让伤处冷却。

没错，20 分钟似乎非常久，尤其是对幼儿来说更是漫长，但这正是你需要做的。把冷水浇到烧伤处是当务之急，不仅有助于缓解疼痛，还可以阻止皮肤受到进一步的伤害。即使当时没有冷水，之后在条件允许的时候也要尽快冷却伤口。在灼伤之后 3 小时内使用冷水冲洗仍然是有效的。

当然了，在灼伤发生的时候，我们身边不一定会有自来水，这时候就需要你即兴发挥一下了。你身上带装水了吗？周围有水龙头吗？有没有灌溉系统？我曾经见过一个病例，有个孩子在乘坐摩托车的时候，被排气管烫伤了腿。他的父亲把他放到一个水坝附近，把男孩的针织衫浸湿，裹在烫伤的部位，直到他们回家之后，才给孩子冲了个澡。如果你把孩子受伤的部位浸在了水槽中，要注意定期换水，避免水温迅速升高导致无法起到冷却效果。

流动的自来水有助于伤口的愈合，但也不要让孩子感冒了，只让烧伤的区域冷却下来即可，其他部位需要保暖。

我记得一个 2 岁的姑娘莫莉，从厨房的操作台上拿起一杯刚煮好的茶，然后自己摔倒了。莫莉的妈妈立刻脱下了她的衣服，用冷水冲洗烫伤的部位，并呼叫了救护车。幸运的是，莫莉的妈妈把她的尿布也脱掉了。要知道，尿布可以吸收热水并保持热量，从而造成生殖器灼伤。所以千万记得要脱掉尿布！

可以给你的孩子一些缓解疼痛的药物，如对乙酰氨基酚。医生也会给孩子一些止痛药。布里斯班皇家儿童医院的儿童烧伤和创伤研究中心建议，使用"四步法"对灼伤进行治疗：

+ **移除**：尽快把烧伤区域的衣物和首饰都移走。

这是非常重要的，因为这些东西可以将热量留在孩子的皮肤上，并且皮肤肿胀之后，这些东西还会阻碍血液的流通。但是，如果孩子的衣服已经粘在了她的皮肤上，请不要贸然将其取下，也不要把水疱挑破。

+ **冷却**：立即用自来水（水龙头里流出来的冷水）冲洗受伤区域使其冷却，持续 20 分钟。

在此期间，只对受伤的区域进行冲洗。用毯子给孩子的身体保温，或者把孩子抱起来，确保只有受伤的区域在接受冲洗，而用你身体的热量让孩子其余部分保持温暖。

+ **覆盖**：受伤区域冷却之后，使用保鲜膜、干净的布或不粘敷料覆盖并保护受伤区域。

不要给受伤区域使用冰、乳霜、油等物质，这些东西对于伤口愈合没有帮助，还可能会引起感染，导致进一步的伤害，另外也会干扰医生的检查。

+ 呼救：所有烧伤的儿童都需要接受正规医院治疗，应当及时拨打急救电话、前往医院，或找全科医生来处理相对轻微的烧伤。

对于成年人，如果烧伤面积大于50分澳元硬币的尺寸[1]，位于面部、手部、腹股沟区域，或者烧伤部位呈白色（这意味着烧伤深度很深），那么请及时寻求医疗协助。

电灼伤

在接触患者之前，请务必确保你的安全。使用木质物体或通过安全开关关闭电源，以免自己触电或烧伤。然后遵循"移除、冷却、覆盖、呼救"的原则来处理。

化学灼伤

用布擦掉皮肤上的化学试剂——千万不要"赤手空拳"地处理，然后同样是遵循"移除、冷却、覆盖、呼救"的处理原则。

晒伤

如果晒伤范围很广，请先让孩子冲个凉水澡。如果面积不大的话，就用冷水冲洗患处20分钟。若晒伤面积很大、位于敏感部位或孩子自己感觉很不适，请立即就医。被晒伤的婴儿需要接受详细的医疗检查，因为宝宝们可能会因为晒伤而流失大量体液，从而变得非常不适。要记住，对晒伤而言，预防永远胜于治疗。

[1] 直径大约3厘米。——译者注

> **小结**
>
> + 对于直接的火焰烧身，记住"四字真言"：停、躺、遮、滚。
> + 马上脱掉衣服，包括宝宝的尿布，除非衣物已经粘在身上脱不下来。
> + 用清凉的自来水冲洗烧伤部位，至少20分钟。
> + 使用保鲜膜或不粘敷料盖住受伤部位。
> + 向医生寻求帮助。
> + 在烧伤后的3小时内使用这些急救措施都是有效的。

• 热咖啡烫伤：我知道这糟透了

　　事情发生在我女儿比莉受洗的那天，我们到教堂也就10分钟的路程。我有每天早上喝咖啡的习惯，那天早上我没来得及喝，于是冲了一杯，在我穿鞋的时候，我随手把它放在了床头柜上。就在这一眨眼的工夫，比莉爬上了床头柜，拿起了杯子，失手把它倒在了自己的下巴和脖子上，然后一直流到她的胸部和躯干。这可是一大杯满满的黑咖啡，温度和开水无异。我马上把她抱起来，没脱衣服就和她一起跳进了冷水浴缸里面。

　　而在这个时候，我丈夫正在聚会的地方布置现场，家里只有我和不会说英语的爷爷奶奶，还有我13岁的干女儿。他们都赶忙冲了进来，场面非常混乱。我在水下脱掉了比莉的上衣，她的皮肤就在我眼前脱落了。我意识到这种情况非常糟糕。我的干女儿把手机拿了过来，我拨打电话呼叫了救护车。救护车到达现场之后，我们走出淋浴房，这时我们已经冲了15分钟的淋浴。比莉的身体非常冷。救护人员冲到我们身边带上孩子，一路鸣着警笛朝医院开过去。在这时，我主要担心的是孩子是不是喝进去了一些热水，她的喉咙很可能被烫伤了，影响了她的呼吸。

到达医院之后，医生包围了我们。比莉的身体烧伤面积大约占了10%，医生决定把她送到专科医院治疗，当天晚上我们就被转移到另一家儿科医院。孩子受伤的部位得到了清理和包扎，当然这个过程也是很痛苦的。

我们在医院里待了几个晚上，一周后，比莉接受了躯干部位的皮肤移植手术。医生把她送到恢复室的时候，他们说，下次手术就可以对这个区域进行再次清理，到时候就能看到死皮下面开始愈合了，所以这次只做了两块小的皮肤移植。比莉现在穿着专用的压力服，并将持续6个月。虽然会留下瘢痕，但是随着时间的推移，瘢痕有望变得越来越小。

医院里的许多医生，包括外科医生，都问过我为什么这么快就把孩子泡到了水里。其实我也不知道为什么，我当时并没有接受过急救训练，这对我来说只是一种自然而然的下意识反应。而他们一次又一次地告诉我，正是因为这个决定，让比莉仅仅用两次小型移植就解决了问题，避免了深度烧伤和多次皮肤移植手术的可能。

乔治娅

• 冰凉的自来水是解决问题的关键

我们的儿子杰克 22 个月大的一天，我们和前来探亲的亲戚一起住在度假屋里。因为大暴雨的原因，我们 4 个大人和 4 个活蹦乱跳的孩子被困在了房子里，那几天我们过得狼狈不堪。

一个星期天的早上，我的嫂子沏了两杯茶，把杯子放在了起居室的桌子上。在我们注意到之前，杰克走了过来，把一个杯子拉到自己面前，杯子里的热茶贴着他胸前的皮肤往下流，幸亏没有烫到脸。杰克撕心裂肺的叫声促使我们突然站了起来。我抓住杰克，脱下了他的睡衣和尿布，并让我的丈夫昂特和杰克一起去洗了一个尽可能凉的冷水澡。杰克的皮肤开始长疱，他的叫声让人心碎。当昂特和杰克一起洗澡的时候，我让我的姐夫打了急救电话，并等待救护车的到达。等待的过程痛苦而漫长。

15 分钟后，杰克停止了哭喊，开始安静了下来，而这可能比尖叫还要糟糕。救护车到达现场之后，问我们杰克淋浴了多久。由于时间不到 20 分钟，急救人员又让我们一直给杰克进行冲洗，直到 20 多分钟后才停下。他们给杰克服用了吗啡来镇痛，然后把我们送上了救护车。

在医院里，杰克接受了治疗。我们家在布里斯班，杰克烧伤部位的照片也被送到了布里斯班一家大医院的烧伤病房。几天后，当我们回到家时，我们把他带到了烧伤病房，他们用一种特殊的银色纱布盖在他的烧伤部位，这个纱布旁边有两个小管子，我们需要每天注水两次，以保持伤口湿润。

第一块纱布用了 7 天，第二块用了 5 天。去掉纱布之后，医生嘱咐我们每次换尿布的时候都给孩子涂上舒伯伦保湿霜。

现在，杰克已经 6 岁了。他的身上没有明显的瘢痕，我们问起他烧伤事故的时候，他说自己不记得了。谢天谢地，我以前听说过类似的故事，并且知道要把烧伤部位放在冰凉的自来水中冲 20 分钟——而这正是解决问题的关键。

佩特里娜

窒息——容易被忽视的意外

通常来说，比一号电池[1]小的任何东西都可能造成婴儿和儿童的窒息，这意味着许多日常用品都具有引起窒息的可能性。在我们的儿童心肺复苏课程中，我们经常被问到的一个问题就是如果孩子窒息该怎么办，并且总有至少一个人曾经有过这方面的经验。当人的气道（气管）被部分或完全阻塞时，就会发生窒息。这种阻塞导致呼吸成了一个大难题。

正如前文所说，婴儿和幼儿需要通过探索来认识这个世界。他们探索世界的一种方式就是把自己遇到的所有东西都放在嘴里，而这也正是父母们最担心的情况。其实这是再正常不过的事情，也是孩子成长过程中的重要部分。但是如果他们拿了不该拿的东西，窒息就可能成为一大问题。

---

[1]电池高 59.0±0.5 毫米，直径 32.3±0.2 毫米。——译者注

在我作为儿科急诊护士的生涯之中，我见过许多孩子的窒息事件。幸运的是，大多数孩子虽然在家里的时候因为窒息被憋得皮肤发青，吓得父母眼泪直流，但好在他们在救护车的担架上呼吸情况都还不错。通过急救的操作，导致窒息的物体已经出来了，但是孩子窒息时的画面真的非常吓人，而你应当知道这时候需要怎么做。

预防：切碎食物，藏好小物件

为了防止窒息事件的发生，下面这 4 个关键事项你必须要了解。

1. 把葡萄和香肠切碎

儿童的气道比成年人要窄很多，所以异物更容易卡在儿童的喉咙里。葡萄的尺寸刚好可以严丝合缝地卡在气道中，一旦卡住了就很难出来。所以，给孩子吃葡萄、樱桃、小番茄的时候，要记得把它们切成 1/4 的大小，或者用手指压碎。只要这些小水果不是圆形的，就很难被卡在气道里了。这个技巧适用于给孩子提供的各种食物：胡萝卜、黄瓜、香肠都可以这样切（要切成棍状，不要切成圆盘状）。

2. 坐下吃饭

如果你家小孩今年 3 岁，那么祝你好运。想要让孩子乖乖坐下吃饭，你需要成为一个训练有素的谈判员，说服孩子待在桌子旁边。然而，如果孩子叼着食物到处乱跑的话，确实会有吸入异物的风险。你可以和孩子立下规矩，吃饭的时候必须让他们坐在椅子上，同时如果你也坐在那里的话，你的孩子会更有可能和你坐在一起，所以利用用餐的时间坐到一块儿交流交流感情，这是一个很好的习惯，对于大一点的孩子更是如此。

3. 盯紧孩子

虽然在孩子吃饭的时候，你可能很想借着这个工夫去冲个澡，或者到另一个房间做点自己的事情，但是即使孩子已经被你绑在了高脚凳上哪儿也去不了，你也要留在他们身边。窒息的事故很可能悄无声息地发生，所以要保证孩子一直在你的视线里面。

4. 把小物件放在孩子够不到的地方

一些小型物品，如乐高、纽扣电池、弹珠以及任何比一号电池小的东西，都有造成窒息的可能性。所以，要把这些小物件放在孩子够不到的地方，并且要确保孩子的玩具适合这个年龄段，并且质量没有问题。同时还要告诉年长的哥哥姐姐，不要把小玩具拿给弟弟妹妹玩。不慎吞下纽扣电池可能会造成致命后果（参见"异物"章节，第170～174页），不仅会造成窒息，还会导致严重灼伤。所以一定要把这些东西放远一点，如果你觉得孩子吞下了什么不该吞下的东西，请立即寻求医疗帮助。

识别：情绪异常、过度流口水

宝宝们开始吃固体食物的时候经常会出现呕吐的现象。呕吐和窒息不同，造成呕吐的咽反射是在宝宝喉咙受到刺激时向前推动舌头的一种反应，这可能只是宝宝嘴里有东西的一种反应（或者只是嘴里有你做的食物而已）。

不必惊慌！在宝宝习惯吞咽食物之前，咽反射是非常敏感的。他们可能会因为咳嗽而满脸通红，但通常能迅速清除有问题的食物，并继续进食。要记住，这种呕吐是正常的。

正如我前面解释的那样，当呼吸道被部分或完全阻塞的时候就会发生窒息。如果气道发生了部分阻塞，宝宝会通过咳嗽来尝试清除异物，这通常很有效。如果气道完全堵塞，宝宝可能不能发出任何声音，也无法进行有效的咳嗽。而这时，你需要快速给宝宝拍背或者推胸部（参见第134～138页）。

而年长一点的孩子，会在一边到处跑一边叼着棒棒糖、钢笔、玩具等东西的时候发生窒息。可能一个不经意被绊了一跤，就会导致窒息的发生。

如果你的孩子能够做出有效的咳嗽，那么不用过多干预，让她自己把异物咳出来就行。有效的咳嗽意味着孩子能够吸入大量空气，然后发出强有力的咳嗽声。这是身体的一种反射或防御机制，咳嗽是为了高速排出肺部的空气，把异物从气道里弹出来。在这种情况下，你可能会有种帮孩子拍后背的冲动，但是如果你刚好在孩子大口吸气的时候拍了她的后背，那么气道里的异物反而可能会向下移动，导致气道被完全阻塞。

异物也有可能滞留在食管里，这是一种紧急医疗情况，主要的症状是无法吞咽和过度流口水。

我最近看到一个6岁的孩子，她声称没有口袋能放硬币，就在嘴里叼着一枚一美元的硬币到处乱跑，结果这枚硬币被她不小心吞了下去。硬币卡在了食道里，距离呼吸道的入口非常近，她能够说话，但是不能吞下唾液，所以流了很多口水。她很快就被送到手术室，医生在给她全身麻醉后把硬币取了出来。希望以后她再也不会用自己的嘴来代替衣服的口袋了。

婴儿和儿童在窒息的时候，如果无法有效地咳嗽，会露出非常惊慌的表情。他们也有可能一点声音都发不出来，你可以从他们的眼神中看出恐惧。这是一个呕吐的孩子和一个窒息的孩子之间最大的区别之一。呕吐的孩子看上去并不是很惊慌，他们可能只会满脸通红和咳嗽，但很快就会安定下来，而气道阻塞的孩子是无法安定下来的。

窒息的孩子可能会出现下面这些表现：

◎ 婴儿

+ 烦躁；

+ 痛苦并出现依赖性；

+ 过度流口水；

+ 声音嘶哑或不能哭泣；

+ 沉默、无法呼吸；

+ 脸色先变红然后发青；

+ 持续咳嗽；

+ 呼吸伴有啰音或呼吸困难。

◎ 儿童

+ 摸着自己的脖子（标志性特征）；

+ 表现痛苦；

+ 烦躁、恐慌；

+ 过度流口水；

+ 脸色先变红然后发青；

+ 持续咳嗽；

+ 不能说话；

+ 呼吸伴有啰音或呼吸困难；

+ 沉默、无法呼吸。

　　相信我，孩子是不是窒息了你一眼就能看出来。我见过的每一个经历过孩子窒息的家长，都表示当时孩子的表现毫无疑问是窒息了。

处理：掌握"背击法"和"胸戳法"

　　人们常常会认为，海姆立克急救法[1]是窒息儿童急救的重要方法，但我

---

[1]美国医师亨利·海姆立克发明的一套取出气管内异物的方法，主要原理是利用肺部残留气体形成气流冲出异物。——译者注

建议你不要被这种急救法冲昏头脑。对幼儿来说，海姆立克急救法会对内脏造成损害，所以"背击法"和"胸戳法"才是最适合的，在后文中我将会详细说明。

小婴儿可能会在吃奶时被呛到，特别是喝得快的时候更容易出现这种情况。如果你是母乳喂养，并且在喂食的过程中，乳房快速瘪了下去，那很可能是喂养速度太快了，导致她很快就松开了嘴。有时宝宝可能很快会变得满脸通红，然后咳嗽一段时间，但通常很快就会停下来，这时候最艰难的任务是让宝宝冷静下来，让她继续吃奶。如果宝宝感冒了的话，她咳出来的东西也可能是黏液状的。这时你通常不需要进行干预，只要让宝宝把身体直立起来，稍微向前方或者面部朝下倾斜，支撑住她的下巴。请记住，母乳是液体，可以咳出来。而如果咳出来的东西呈黏液状，并没有完全咳干净的话，则可能需要你轻轻地辅助背部冲击和胸部推力，让宝宝把异物咳出来。

孩子的症状不同，窒息的抢救方法也不一样：

1. 孩子已经失去了意识；

2. 孩子有意识，同时能做出很有效的咳嗽；

3. 孩子有意识，但咳嗽并不是很有效，或者不咳嗽。

1. 失去意识

如果宝宝已经失去了意识，首先应该马上拨打电话，呼叫急救车，并且进行 DRSABCD 急救（可参考第 14 ~ 36 页的"心肺复苏"章节）。宝宝嘴里的异物一定要取出来，但只有在你能毫不费力地拿出来时，才可以这样做。盲目地用手抠是非常危险的，这样反而会让异物掉得更深，所以只有能轻松取出异物的时候，才可以这样尝试。因此，不建议用手指来清除宝宝嘴里的异物。

2. 有意识并且咳嗽有效

就像我们前面说的那样，有效的咳嗽指的是宝宝能够大口呼吸，并发出强有力的咳嗽。有力的咳嗽可以把异物直接咳出来。

要记住，只要宝宝能够有效地咳嗽，无论你有多想帮她拍后背，也千万别拍。要是你刚好在宝宝深吸气的时候拍了她的后背，异物很可能会离开原位，顺着气被吸到更深的位置，引起更严重的堵塞。

所以你应该做的是，陪在宝宝身边安慰她，鼓励她继续咳嗽。她可能会一边咳嗽一边吐，这也没关系。当然，你也要时时刻刻关注宝宝的情况，一旦宝宝的咳嗽没有效果了，就需要你及时登场了。

3. 有意识但咳嗽无效或不咳嗽

无论是对窒息的宝宝来说，还是对家长来说，这种情况都非常吓人。如果你的宝宝已经不能用力咳嗽了，或者她连声音都发不出来了（这种情况更可怕！），这时候就需要你来及时进行处理。

如果你的宝宝还有意识，那就把她拎起来，让她的肚子贴着你的腿，同时托住宝宝的下巴，让她头朝下，在重力的帮助下取出异物。这时用力拍打宝宝肩胛骨中间的部位，这个叫作"背击法"。

拍打的过程不仅是为了捶后背，更是为了推动气道里面的气体，把异物震出来。拍打的时候最多拍 5 次，如果中间异物已经掉出来了，及时停下就可以了。

如果这招不管用的话，就再给宝宝翻个身，撑住她的头，把两三根手指放在胸骨中间的位置，也就是两个乳头连线的中点（这个位置和 CPR 一样，可参考第 14 ～ 36 页），用力推宝宝的这个部位，这个叫作"胸戳法"。和 CPR 不同的是，这里推的动作要快而扎实，做得过于平稳有节奏感是不行的。

"胸戳法"也是最多做 5 次，如果不管用，就再回到"背击法"那一步，这样循环往复，直到堵塞的异物掉出来。在这个过程中，宝宝也可能会出现呕吐。而如果异物还没有清除，宝宝却先失去了意识，这时候就要开始 DRSABCD 急救了。

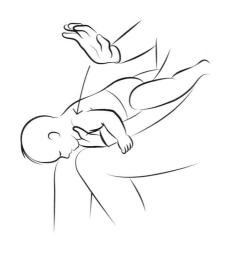

▲ 对婴儿使用背击法

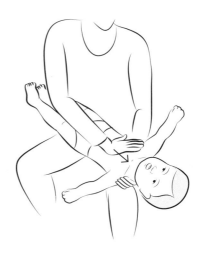

▲ 对婴儿使用胸戳法

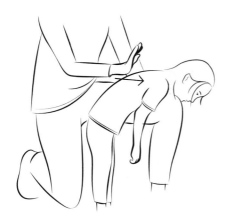

▲ 对儿童使用背击法

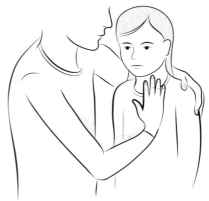

▲ 对儿童使用胸戳法

气道内异物的处理（窒息）

评估

咳嗽效果不好	咳嗽有效果
严重气道阻塞	轻度气道阻塞

没有反应	有反应	鼓励孩子咳嗽 密切观察孩子的情况 如果情况恶化，则马上 呼救
呼救 心肺复苏	呼救 拍背，最多 5 次 拍背无效则推胸， 最多 5 次	

异物阻塞气道时的处理方法
图表由澳大利亚和新西兰复苏委员会（ANZCOR）提供

对于大一点的孩子，做法是大同小异的。如果孩子比较重，没办法让她头朝下趴着，就让她站起来，身体往前倾；家长撑住孩子的身体，给她拍背和推胸部。通过这样一前一后的动作，有望把孩子气道里的异物取出来。

• 窒息：我们知道这时必须要做些什么

我们的儿子卢卡有一次窒息发作了，当时我们不得不给他做"背击法"治疗。这个过程太吓人了，但多亏了我们最近参加过一次急救训练，我们知道这时必须要做些什么。给孩子拍两次后背，让卡在气管里的饼干片被气流弹出来，是我们这时候唯一的选择。饼干在气管里最终可能变软或者变成碎片，但卢卡完全没法呼吸，情况真的糟透了。感谢幸运女神，我们之前刚好学过窒息的急救课，让我们能够尽自己所能来处理这种情况，问题解决之后，可以安心喝一杯酒，哄孩子睡觉了！

这次的急救课程，让我变得更加自信。虽然当时我的内心仍然十分恐慌，但我知道我应该怎么做。我建议所有的朋友都去上个急救课，多亏了这次的急救课，我们才没有陷入手足无措的境地。

克里斯蒂

• 他呛进去了一颗弹珠

在我的儿子杰森差不多2岁大的时候，他呛进去了一整颗弹珠。当时我看到他在地板上玩弹珠，我很快就把弹珠都收好了，但就在我以为已经把所有弹珠都清理干净之后，我抬头看到杰森沉默地站在我眼前，一言不发。他的表情看上去很惊讶，很明显有哪里不对劲。他的嘴唇已经开始变青，嘴唇微微地张开。

我很快就意识到他的气管被什么东西卡住了，并马上把他抱过来放在我的膝盖上。我让他身体朝下倾斜，用力拍了拍他的背部，至少四五次。拍最后几次的时候，弹珠从他的嘴里被气流冲了出来，并且掉在了地板上。杰森喘着粗气，然后哭了起来。在对孩子进行了充分的拥抱和安慰之后，我们把弹珠放在了一个杰森够不到的安全地点。

当时我知道应该怎么做，并且帮助了我的儿子，这让我松了一口气，否则情况可能会变得更糟糕。

兰

● 窒息的急救简单又有效

作为一名儿科急诊护士，我见过许多儿童因为窒息事件而被送往医院。幸运的是，有效的急救让孩子们病情已经有所缓解，这些孩子中大多数都可以回家休养。所以一直以来，我都没有对窒息的孩子进行过背击法或胸戳法急救，直到有一天，我自己的儿子在家里出现了窒息，而这也是我一直难以忘怀的时刻。

那时，我 8 个月大的宝宝在厨房里和他的爸爸一起吃饭。宝宝坐在自己的高脚椅上，吃着各种"手指食物"[1]，而我的丈夫正在逗他。我在起居室里和我的父母正在视频通话，可以听到父子俩的笑声。我儿子被我丈夫逗得前仰后合，兴奋地大声笑着。突然，我的丈夫用我以前从没听过的声音向我叫道，让我吓得心脏都要停跳了："劳拉，他没有呼吸了！"

我马上冲进厨房，看到我的儿子安安静静地坐在高脚椅上，张开嘴巴，眼睛睁大，嘴唇周围开始泛蓝。我的本能推动着我开始进行急救，在我意识到自己在做什么之前，我就已经把我的宝宝从椅子上拉了出来，然后让他头朝下抱着他，开始用力拍打他肩胛骨中间的位置。

拍第一下：没有反应。

拍第二下：还是没有反应。

[1]西方人用来指代那些用几根手指就可以抓住吃的食物，和需要用餐具辅助进食的食物相对。——译者注

　　第三次拍的时候，那块该死的牛油果终于从他的嘴里掉了出来。他吸了一大口气，然后吐得到处都是。

　　我的眼泪夺眶而出，我的丈夫也泪流满面。孩子没事之后，我们顿时放下了心。我的儿子疑惑地看着我们两个，仍然不明白有什么可大惊小怪的。

　　以前，我儿子吃牛油果的时候从来没让我担心过。然而，在他笑的时候，一不小心把牛油果吸进了气管，阻止了他的呼吸。我们后来才发现，宝宝的背部出现了被我拍出的瘀伤，除此之外，他没有留下任何后遗症。如果我当时没有正确做出急救的话，可能现在就是另外一副样子了，想想都让人觉得后怕。我当时知道怎么做真的太好了。

　　窒息的急救简单又有效，并且真的可以挽救生命。

劳拉

儿童急诊护士

牙齿受伤——让孩子笑容消失的捣蛋鬼

牙齿问题可能困扰着所有年龄段的人，无论是宝宝长牙时的痛苦，还是成年人永久性的牙齿损伤，都是件麻烦事。据估计，在成年之前，多达50% 的儿童牙齿都会受到某种类型的伤害。

每个宝宝的发育情况都是与众不同的。有的宝宝很早就长牙了，有的则在 12 个月之前都不会长牙。通常情况下，宝宝到了 3 岁左右就会长满 20 颗乳牙。大约 6 岁时，恒牙开始出现，不过我家 7 岁的孩子还在等待着她的第一次换牙。等我们到了 21 岁时，应该有 28 ~ 32 颗牙齿，这个差异是由我们有没有长智齿（第三磨牙）决定的。

孩子们的牙齿就像嘴里的小菜刀一样，我们应该保护好它。

预防：注意牙齿清洁，做好运动防护

我们都知道要照顾好孩子的牙齿，例如每天至少刷牙两次，正确使用牙线等措施都可以保护牙齿。定期看牙医也很有必要。即便如此，我们同样需要知道，要是孩子的牙齿受伤或者被磕掉了，应该怎么处理。根据儿科牙医丹尼斯·麦克蒂格医生和艾米·汤普森医生的说法，运动中发生意外或打架，是造成儿童牙齿损伤的最常见原因。

另外，当孩子被绊倒，或者被物体撞到的时候，也会造成口腔内的损伤。正确的急救治疗不仅可以帮助你的孩子，还可以为你节省昂贵的牙医费用。

在参加体育运动的时候，戴好护齿套是防止牙齿受伤的重要措施。和受伤之后去看牙医相比，买个护齿套可要便宜多了。但是同样要注意的是，当孩子嘴里含着杯子的吸管或者其他物体时，不要让他们跑来跑去。如果他们这时候摔倒了，口腔或牙齿受伤几乎是无法避免的。

识别：疼痛、压痛，吞咽困难

作为父母，如果你的孩子牙齿受伤了的话，你通常会觉得手足无措。如果出现了以下情况，根据麦克蒂格医生和汤普森医生的建议，你需要把孩子送往急诊科就诊：

+ 牙齿出现疼痛、压痛或对温度、压力敏感。

+ 受伤后牙齿破裂、松动或缺失（牙齿可能被吸进了鼻子或吞到肚子里）。

+ 施加压力 10 分钟后，出血没有停止。

+ 当你的孩子张开或闭上她的嘴时，下颌会疼痛。

+ 孩子出现吞咽困难或呼吸困难。

+ 孩子在口腔或牙齿受伤后，出现了发烧或其他感染迹象。

+ 由于任何其他原因，你对孩子的病情放心不下。

我女儿 2 岁的那年，她从浴缸里爬出来的时候滑倒了（她声称"没事的妈妈，我能行！"）。当时发出了一声吓人的巨响，她一头撞在了浴缸的边上，血流得到处都是，她的下牙直接穿过了下唇下方的皮肤，乳牙也插进了牙根里。我们带她去了医院，幸运的是她受伤的牙不用拔。现在，她嘴唇下方还留有一个小伤疤，作为她自作主张自己洗澡的后果，哎呀，真是的！

处理：用密封袋把牙齿泡在唾液里

婴儿时期长的牙齿（乳牙）通常在 7 岁左右开始脱落。如果你的孩子乳牙受伤了，你需要正确处理，不过父母应该注意的是，它的急救治疗的方法和恒牙损伤是不一样的。

乳牙

如果你的孩子乳牙受伤脱落了，请不要把乳牙插回牙龈里，这样可能会损坏还没有长出来的恒牙。相反，你需要让孩子咬住一块毛巾或干净的布，以帮助止血。将脱落的牙齿或牙齿碎片放在牛奶或唾液中（详见下页"小结"），然后带孩子去看牙医或口腔科急诊。如果牙齿插到了牙龈里面，需要马上去口腔科急诊就诊。

如果你所在的地区没有口腔科急诊服务，请将孩子带到最近的医院。

恒牙

如果你的孩子恒牙掉了，请保持冷静，并捏住牙冠部位（就是平时牙齿在嘴里的时候能看到的部位），把牙齿捡起来。请勿触摸牙根部。如果牙齿上有明显的污垢，请用牛奶、唾液或盐水冲洗几秒钟，不要擦洗它。如果可以的话，将牙齿放回牙龈里，让孩子咬住毛巾或一块干净的布，以保持牙齿没有错位。如果无法把牙齿插回牙龈，请将脱落的牙齿放在牛奶或唾液里。拉链自封袋特别适合用在这种场合。如果你在外面，手边没有牛奶或袋子，请将牙齿含在脸颊和牙龈之间，保持牙齿的湿润和安全。若是你的孩子年纪比较大，也可以放在她自己的嘴里。不过对年纪比较小的孩子来说，他们很可能把牙齿吞到肚子里去，这样做显然是不可行的。

接下来，向你的牙医或口腔科急诊及时求助。

小结

乳牙损伤或脱落时，应该：

+ 保持冷静。

+ 拾取牙齿的时候，要拿住牙冠部位。

+ 不要触摸牙根。

+ 将脱落的牙齿放入牛奶或唾液中，不要放在水里。

+ 千万不要把脱落的牙齿插回去。

+ 尽快联系口腔科医生进行治疗。

恒牙损伤或脱落时，应该：

+ 保持冷静。

+ 拾取牙齿的时候，要捏住牙冠部位。

+ 不要触摸牙根。

+ 如果牙根部被弄脏了，可以用牛奶、唾液或盐水轻轻冲洗，
  不要在水里擦洗。

+ 如果条件允许，可以把脱落的牙齿插回牙龈。

+ 找一块干净的布，让你的孩子咬住。

+ 如果不能把脱落的牙齿插回去，请将牙齿放到牛奶、生理
  盐水或唾液中。

+ 尽快联系口腔科医生进行治疗。

• 常见的牙齿损伤

作为一名牙齿正畸医生，我在孩子身上最常见到的伤病就是牙齿脱落或碎裂。这样的患者通常会先找牙医或急诊科就诊，如果需要特殊治疗的话再转给我。我也见到过很多面部受伤的案例，例如巨大的冲击力撞到嘴巴上，导致牙龈从骨头里被拉了出来——如果你的孩子遇到这种情况，请马上前往最近的急诊室，或呼叫救护车。这是一种非常严重的情况，通常会大量出血，并且需要专科医生进行诊疗。

如果你的宝宝乳牙脱落了或碎了，你要确保别把牙齿弄丢，可以让牙医检查牙齿有没有被吞到肚子里。如果牙齿是从一半断裂的，或者只有一部分掉了，对你的牙医来说，能够确定孩子嘴里没有残留的牙齿也是一件好事。

而如果你的孩子失去的是恒牙，在条件允许的情况下，你应该在几个小时内快速寻求到牙医的帮助。你越早把孩子交给牙医，牙齿能够再次被种回去的可能性就越大。为了保护好牙齿，有一种简单的方法是，把牙齿吐到塑料袋里，并且泡在唾液中。不要在水里冲洗牙齿，这样会损伤牙齿根部生长的细胞。

要是你的孩子足够冷静的话，可以让她咬住一块小毛巾，让这块毛巾起到缓冲的作用，并吸收一部分血液。如果脱落的牙齿在冲洗之前很脏，请告诉你的医生，让他安排你的孩子注射破伤风抗毒素。

　　如果孩子的年龄比较大，并且戴着牙箍，孩子的牙齿一般不会脱落（不过也不是百分之百的）。通常情况下，孩子的伤势会比看上去要糟糕很多，因为牙箍上的金属会切伤孩子的嘴唇和脸颊。在孩子的嘴受伤之后，你应该立刻带孩子去看正畸医生。另外，矫正器导致的任何伤口或溃疡都应该用正畸医生提供的药物治疗——这是戴牙箍难以避免的副作用，好在这些轻微的刺激通常会在几天内消失。

　　如果你的孩子加入了橄榄球、足球、曲棍球之类的队伍，那么在运动的时候一定要记得戴护齿器。而对于篮球、触身式橄榄球和无网篮球等运动，我依然强烈建议戴好护齿器。在一些国家，孩子们会戴着护齿器玩滑板、骑自行车。

　　护齿器需要找牙科医生来定制，特别是如果孩子有牙箍，就更应该戴护齿器了。虽然印模牙套比没有牙套好不了太多，但它就像孩子上学穿的鞋一样，正确安装之后，可以给孩子带来一定的保护作用。在每个季度开始之前，应当检查护齿器的情况，直到牙齿完全长出来。总之，关于护齿器的作用可以用一句话概括：现在花一点钱，以后能省很多。

杰森·余

牙齿正畸医生

溺水——阻止悄无声息的悲剧

切记：只需 30 秒的时间，就可以让一个孩子淹死在 5 厘米深的水中。

溺水是澳大利亚 5 岁及以下儿童死亡的最常见原因，但一般情况下都是可以预防的。而令人震惊的是，多达 70% 的溺水死亡病例，都是由于缺乏成人监督导致的。

说起溺水，大多数人首先想到的都是游泳池。在澳大利亚，我们从小就被灌输了要注意水和游泳池安全的理念，这是我们文化的一部分。我们知道游泳池周围要设置围栏，孩子在水中的时候我们要密切监督，并且让孩子参加游泳课的培训，但是悲剧仍然在不断发生。我曾经见过淹死在游泳池里的孩子，但是我见到更多的溺水案例，是发生在浴缸里。根据澳大利亚儿童事故预防基金会的数据，自己家里是幼儿溺水最常发生的地方，一个家庭会因为这些本来可以预防的事故，而蒙受无法挽回的损失。

预防：远离溺水环境，评估用水风险

在你的宝宝很小的时候，把她从浴缸里捞出来、擦干身体并穿上睡衣，是一件很容易的事。把宝宝安顿好之后，你会回到浴室，把浴缸里面的玩具拿出来晾干。宝宝还不会走路的时候，不用担心她会自己回到装满水的浴缸里。但是一旦宝宝可以自己移动了，把水留在浴缸中，就成了一件非常危险的事。

想象一下，你已经把孩子从浴缸里带了出来，让她穿好了衣服，这时候你被一个电话打断了，或者着急去做饭，又或者家里其他的孩子在喊你。你的小宝贝儿就自己溜回了浴室，浴缸里的玩具对她来说格外具有诱惑力，她就这样跳了进去，然后滑了一个跟头，没发出一点声音。

这种悲剧本来应该是可以避免的。你应该在家里立一个规矩：宝宝一从水里出来，你就把浴缸里的水都放掉，千万别把水留在浴缸里。

装尿布的桶、后院池塘、儿童充气游泳池、小溪、河流和水坝都是孩子们喜欢冒险的地方。父母们需要抽出一点时间评估家中的水相关风险，并做好一定的防护措施。只需要几分钟的时间，可能就能挽回一条生命！

儿童用水安全提示

+ 一旦孩子从充气游泳池中出来, 结束了他们的游戏, 立即把水倒掉, 并将游泳池直立起来保管, 不要把水留在泳池里面。

+ 在有游泳池的聚会场合, 需要专门分配一名成年人来看孩子, 并且每 10 分钟交换一次。许多溺水事件都是因为孩子身边围绕着一堆人, 但是每个人都以为其他人正在看管孩子导致的。让负责的大人戴上特殊的帽子、围巾或其他标志, 并在他们轮班结束的时候传递给下一个人。

+ 给孩子洗完澡之后, 务必先把浴缸的塞子拔出来。

+ 用完尿布桶记得盖上盖子, 或者放在儿童接触不到的地方。

+ 在后院池塘或水景周围设置网或栅栏。

+ 教孩子游泳, 并且确保全家人都知道水中安全的重要性。

+ 确保泳池围栏符合国家标准, 并进行定期检查, 保证设备符合法规要求。确保你家的池子已在当地市政委员会注册。

+ 确保家具和盆栽植物远离池子的围栏, 这样孩子们就无法翻越进入池子了。

+ 如果你们正在划船, 确保船上所有儿童都穿着救生衣。

+ 告诉孩子要在沙滩的旗帜之间游泳, 不要依赖救生员的监视。

+ 水坝是农场内溺水最常发生的地方, 要限制孩子的娱乐区域,让她接触不到水。

+ 永远不要把视线从正在水里的孩子身上移开，并且保持孩子在
你触手可及的范围内。

识别：不动不吭的异常情况立即处理

在电影和电视里，溺水事件总被拍摄得特别引人注目，周围伴随着各种尖叫声和呼救声。但是事实根本不是这样的。当一个人在水里无法控制自己的身体，并开始陷入恐慌的时候，可能会开始甩手臂，溅起一些水花，但溺水的过程很可能是悄无声息的。孩子可能会跌倒在水里，导致无法回到水面上，或者面朝下倒在水里。很有可能明明旁边几米远的地方就有人游过去，但溺水的人已经死在了水里，因为溺水的过程真的很安静，看上去并没有人在这里遇到了什么危险。

一个溺水的人有可能：

+ 无法大喊或挥手求助。
+ 头没在水中，而嘴巴在水平面上。
+ 头向后倾斜，嘴巴张开。

+ 两眼圆睁，看起来很恐慌。

+ 换气过度或大喘气。

+ 尝试着游起来，或者一直在挥动胳膊和腿，但是哪儿也去不了。

+ 后背漂在水面上。

最近我和家人一起去海滩旅行的时候，我们在一个海滩潟湖里面划桨，这里的水深大概刚过膝盖。湖底有个很明显的坡，底部的水变得非常深，我有点担心，于是我开始集中精力观察我女儿的情况。离我们不远的地方，有一群男孩在水里玩橄榄球，距离男孩约 20 米的地方，有一名女子漂浮在冲浪板上，她的女儿趴在她的背上。但是这两个人的情况有点不对劲，突然，在水非常深的地方，女人的头滑到了水下，冲浪板漂走了。

我丈夫此前接受过水上救援训练，他当机立断潜入了水中。当掉到水里的女人再次在水下滑倒时，我丈夫游到她身边，女儿仍然害怕地紧紧抱着妈妈的后背。我的丈夫设法抓住她们，带她们游到岸边。两人一直在咳嗽，她们已经精疲力竭了，并且非常害怕，不过好在没有什么大问题。她们是在海边游玩的游客，不会游泳，她们以为躺在冲浪板上漂在水面是很安全的。虽然海滩人很多，男孩们玩耍的地方就在几米之外，但没有人注意到这个女人溺水了，她只是默默地低着头掉到了水里。

溺水的发生总是悄无声息的。希望这名女士和她的女儿以后都不会再犯这样的错误了。

处理：为溺水者提供浮力，快速进行心肺复苏

在从水中救出婴儿或儿童的时候，你必须遵循 DRSABCD 的原则（参见"心肺复苏"章节，第 14 ~ 36 页）。很重要的一点是，在你尝试营救你的孩子的时候，首先要确保自己的安全，你要保证自己不会也变成受害者。溺水的孩子通常会处于恐慌或疲惫的状态，或者两者兼而有之，她可能会在恐惧的影响下，无意之中把你也拖下水。除非你接受过水上救援的培训，否则这个时候最好还是扔一根绳子或者其他物品，把孩子救出来。

溺水生存链

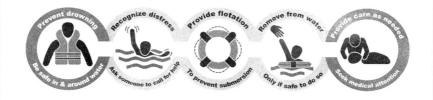

由国际救生联合会提供的"溺水生存链"总结了预防溺水和溺水后如何求生的步骤：

+ 防止溺水——采取适当措施，保证水中和水边的安全
+ 识别遇险——知道溺水发生的迹象，并在必要时寻求帮助
+ 提供浮力——让溺水者保持漂浮状态
+ 离开水中——只有在保证安全的情况下才能这样做
+ 根据需要提供救助——启动 DRSABCD 急救，并呼叫救护车

接下来，你需要快速启动DRSABCD进行急救。如果有异物（呕吐物）阻塞了她的气道，那么就给孩子翻个身让她侧躺着，其余时候不要随意翻滚她的身体。气道畅通之后，立即开始进行DRSABCD的操作。

操作过程中，要尽可能保证胸外按压不中断。即使孩子的嘴里有泡沫或清澈的液体，也要以30:2的速度继续进行胸外按压和人工呼吸。只有在气道里有其他杂物或呕吐物的时候，再让她侧过身来进行清理。

> **小结**
>
> + 预防胜于治疗——始终要注意到与水相关的安全问题。
> + 遵循DRSABCD的原则进行基础生命支持。

• 对大海保持敬畏之心，如果来到了比你深的地方，记得保持冷静

我做救生员和冲浪教师已经25年了，在我的职业生涯中，我走遍了世界各地，向大家传播冲浪的相关安全信息。为了减少印度等国家成倍增长的溺水人数，我们向大家传递了非常简单的信息，告诉他们尊重海洋是多么重要，以及在水中受困的时候应当怎么做。通过这样的宣讲，溺水的人

数明显下降。

我们教孩子的重点，就是告诉他们学会躺在水面上漂浮。海洋里有很多潜在的危险，有沙洲坍塌和下层逆流，断层海浪还会把人卷到海里。无人机和 GPS 都能识别出这种危险，90% 的断层海浪将会和海滩平行移动，并最终抵达沙洲。所以父母和孩子，在这种情况下要保持冷静，然后转身或保持直立，平静地漂浮在海面上。在大约 4 分钟之内，人就能自己站起来，或者漂到能求助于他人的地方。如果他们在水里有能力举起一只胳膊，那么就应该能呼救。只要你的头浮在海面上，你就不会被淹死，所以保持冷静、漂在水面上是求生的关键。

溺水者在水里会发生一系列的事情，但人们对于溺水者的情况普遍不了解。回想一下你在运动的时候，如果非常用力，两条腿就会累得像果冻一样使不上力气。这就是一个人溺水时的感受，乳酸会在身体里快速积累，人们常常以为是恐惧让自己使不上力气，但溺水者没有力气的原因是，他们一直在水里发抖，并且在短时间内消耗了大量能量。所以还是那句话，保持冷静，学会怎样在水里保持漂浮，是一项非常重要的救生技能。

我和前铁人三项运动员克雷格·雷丁顿和格兰特·肯尼一起经营了一家冲浪国际教育公司，在这里，我们会把 4 岁的孩子带到水里，在我们能够控制的环境下使用浮板等设备，教给孩子们如果遇到了断层海浪应该怎么处理。当孩子们意识到了保持平静和学会漂浮的重要性，我们也会很有成就感，这些技巧为我们和孩子们带来了力量。这意味着孩子们学会了如何用专业和尊重来对待冲浪这项运动，即使水没过了身体也不会恐慌。

　　每个后院的游泳池都应该准备一个能漂在水上的救援工具。父母应当让孩子学会使用游泳圈和浮板，教会孩子们在遇到陷入危险的人时，将这些工具扔到他们身边。不幸的是，在很多溺水事件中，经常是医务人员到了事发地点后，孩子大多已经沉在水底。为了避免这种情况，适当的救助知识普及极其必要。

　　澳大利亚海滩上设置红色和黄色标志旗是有原因的。这是海滩最安全的地方，应该在这个区域里游泳。不过，红色和黄色（特别是红色）通常是一种提示危险的颜色，因此许多来澳大利亚的外国人都对这个设计感到很困惑，不知道应该在哪儿游泳。同样地，在日本等国家，红旗和黄旗意味着这是私人游泳区域。所以，澳大利亚的红黄旗会让游客误以为是"远离这里！"的意思。不同地域的安全提示是不同的，你要告诉孩子的是，在海滩玩耍，首先要记住的就是在安全范围内游泳。如果你家的大孩子可以独自游泳，请务必提醒他们留意游泳的区域，如果他们正在往远离安全旗帜的方向游，要么游回去，要么从岸上走回旗帜的区域。

　　当我们参与孩子的救援时，我们会先试图考虑孩子们是怎么来到这个位置的，然后再想应该怎么施救。但有些时候，孩子们在恐惧之中，并不能很好地传达信息，而这就是父母们能发挥作用的时刻。

　　父母须知：救生员并不是保姆。

　　让救生员们来安置之前失散的孩子，并防止他们进入危险区域，这对成千上万的海滩游客来说是不公平的。所以，父母应该看好自己的孩子，保证你的孩子在触手可及的地方。如果你要稍微离开一下，无论如何，也不要让你的八九岁的孩子来看管 3 岁大的弟弟妹妹。

　　在海滩上，我们作为救生员会尽力照顾好游客们。在我们看管的海滩上，平均每 7 年会发生一例溺水事件，而在这 7 年间，有超过 5500 万人来到海滩上游玩。这是一项庞大的工作，而我们必须训练有素地把工作做好。但正如萨拉所说，没有什么能替代实操教学，所以要确保你的孩子充分了解冲浪的安全性，从而让自己在沙滩上玩得开心，玩得安全。

布鲁斯·霍普金斯（"霍波"）

邦迪海滩首席救生员

冲浪国际教育公司副总裁

澳大利亚职业救生员协会主席

• 我的孩子溺水了，但是没有人发现

　　那是 7 月的某一天，我 4 岁大的孩子在学校放假期间，在我们当地的游泳馆上了一周的游泳课。虽然他对水很有信心，但还是缺乏一些基本技能，被远远地甩在同龄人后面。

　　到了上课的最后一天，他的游泳能力有了很大的提高。不过正因如

此，他也变得有点膨胀了。在课程结束时，他和一个新来的游泳小伙伴在浅水区游玩。游泳池的底部是一个斜坡，形成了深水区和浅水区，我当时虽然有种不祥的预感，但还是让孩子自己一个人下了水。我严肃地告诉他，千万不要游过浅水区的边界。我站在岸边看着孩子的一举一动。理论上讲，如果出了什么情况，我伸手是可以够到他的，他也能够得到我，但是这个理论只停留在设想的阶段，再让我选一次的话，我肯定不会这样想的。

孩子在说过了第无数次的"妈妈，我再游一圈"之后，突然间，他意识到自己无意中游出了浅水区。虽然他能用脚尖碰到泳池底部，勉强让鼻子露在水面上，但他什么也做不了。只是睁大眼睛看着我，发不出任何声音，时不时地浮出水面喘一口气。表面上看上去，他似乎并不是很恐慌，也没有挥手臂或者喊叫，只有一双茫然的睁大的眼睛。

我花了几秒钟时间才意识到我的孩子陷入了危险，并且无法自救。我向前倾身，呼喊他的名字，鼓励他游到我身边，但他只是茫然地盯着我看。我向他伸出手，一边喊他一边尝试抓住他，本来我们俩的距离近在咫尺，这应该是不难完成的一件事，但他并没有给我任何反馈。这附近除了我没有救生员可以救他，只有我一个人。已经过了大约15秒的时间，我没有脱身上的衣服就跳下了水，把他拉向我，然后让他坐在游泳池边。他仍然一脸茫然，一言不发。游泳池的工作人员这时候来到了现场，都感到十分惊讶，在一旁围观的父母们也一样。

我的孩子溺水了，但是没有人发现。

　　他受到了很大的惊吓，不过身体倒是安然无恙。但我不是，我全身湿透，充满了内疚感，我只能庆幸自己没有被婴儿车里的另一个小女儿分了心。

　　要时刻提防发生意外的情况，永远不要想理论上怎么样。溺水总是无声地发生，并且可能在任何场合让你猝不及防。

苏

眼睛受伤——最应该防范的意外伤害

　　眼睛受伤总是让我畏畏缩缩。出于某些原因，这是我的一大弱项。眼睛这个部位非常敏感，对一个孩子来说，眼睛受伤可能会带来极大的痛苦和恐慌。如果你的孩子眼睛受伤了，那么你需要立刻寻求医疗协助。

　　眼睛受伤包括眼部的撞伤或戳伤，以及眼睛里进了化学物质或其他异物等情况。我的女儿曾经在玩一根聚会上收到的荧光棒的时候，把它掰成了两半，里面的内容物溅到了眼睛里（这些玩具特别危险，所以如果你收到了这种东西，最好悄悄地把它包起来）。对一些活泼的幼儿来说，手指戳到眼睛里也会造成眼睛受伤。另外，孩子们毫无防范地挥动棍棒状物体，也是造成儿童眼睛受伤最常见的原因之一（既有可能是自己的眼睛，也可能是别的孩子的眼睛）。

　　根据美国眼科学会的报告，近一半（44.7%）的眼睛受伤事件发生在家中，男孩眼睛受伤的可能性是女孩的 3 倍。

眼睛受伤的类型

◎ 异物

异物指的是原本不属于眼睛的一部分的任何东西，如灰尘、玻璃、污垢等。异物需要用水冲洗掉。对大多数孩子来说，冲洗异物并不容易。需要轻柔、平缓地进行冲洗，否则异物摩擦眼睛会导致角膜擦伤。角膜擦伤会进一步引起感染、溃疡甚至视力丧失。

为了好好给宝宝冲洗眼睛，你可能需要多哄一哄她，让她配合你。你可以用被单把她包起来，如果可能的话，请另一位成人一起来帮忙。你需要让宝宝在温和的自来水下睁开眼睛冲洗 5 分钟，然后看看异物是不是已经被冲走了。在这个过程中不要强迫她睁开眼睛。如果异物仍然存在，或者你不确定是不是已经冲干净了，请寻求进一步的医疗协助。若是这个冲洗过程有困难的话，最好寻求医疗帮助，可以向全科医生或最近的急诊室求助。

不要让孩子揉眼睛。如果眼睛里有异物，揉眼睛造成的摩擦会引起进一步的伤害。为了防止这种情况发生，你可以在进了异物的眼睛上面盖上泡沫塑料杯，贴上胶带纸。将垫布放在眼睛上的话可能会对眼睛施加压力，另外，即使有垫布，孩子的小手依然可以隔着垫子揉眼睛，所以最好别这样做。

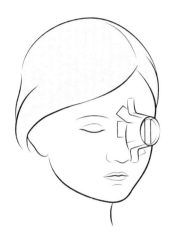

▲ 将杯子扣在眼睛上，防止眼睛受到摩擦

　　如果异物穿透了孩子的眼睛，这是一种医疗紧急事件，必须直接前往
医院进行救治。千万不要贸然把嵌在眼睛里的异物取出来。这时要让孩子
面部朝上平躺，不要对眼睛施加任何压力，并用杯子把眼睛保护起来，然
后呼叫救护车。

　　◎ 化学物质

　　家用清洁剂、香水和美容产品等化学品可能会灼伤或刺激眼睛，需要
用流动的自来水冲洗。化学灼伤的症状取决于溅入眼睛的物质是什么，主
要包括：

+ 刺痛；

+ 灼烧感；

+ 发红；

+ 疼痛；

+ 眼睑肿胀；

+ 孩子难以安抚。

如果进入孩子眼睛的物质是无毒无害的（如肥皂或洗发水），请使用上述的方法冲洗 10～15 分钟。这个过程看上去很漫长。如果你不确定该物质是否有毒或有刺激性，请致电中毒信息热线，并用水冲洗眼睛至少 20 分钟。另外，为了防止孩子的手上也被洒了化学品，记得把她的手也洗干净。

一旦孩子的眼睛受伤，关键是要快速行动起来。一般眼睛受伤都需要医疗支持，因此尽快接受治疗非常重要。

预防：运动时使用安全设备，避免接触危险品

孩子在平时的运动过程中难免会有一些磕磕碰碰，一些常识性措施有助于预防眼睛受伤：

+ 在运动时使用合适的安全设备。

+ 避免让你的孩子玩可以弹射的玩具，如飞镖。

+ 确保所有化学品都在孩子接触不到的地方。

+ 告诉你的孩子在动物周围要注意安全，因为面部被咬伤的时候通常会涉及眼睛（参见"咬伤或蜇伤"章节，第72～75页）。

+ 在孩子使用荧光棒和其他含有邻苯二甲酸二丁酯的物品（如杀虫剂、油漆、增塑剂等）时做好监督。

+ 告诉你的孩子不要往其他孩子的脸上撒沙子或污垢。

识别：眼睑肿胀，对光敏感

那你如何了解自己的孩子眼睛有没有受伤呢？通常情况下，孩子在眼睛受伤的时候会不愿意让你看她的眼睛，或者不断地揉眼。她还可能会出现下面这些症状和体征：

+ 抱怨眼睛疼；

+ 眼睛发红、水汪汪的；

+ 紧闭双眼；

+ 一只眼睛看起来和另一只眼睛不同；

+ 视力突然出现问题；

+ 眼睛周围的皮肤或眼睑被切伤或撕裂；

+ 对光敏感；

+ 眼睑肿胀；

+ 眼中有血；

+ 眼睛周围出现瘀伤；

+ 眼球难以转动或无法正常转动；

+ 眯眼或过度眨眼。

处理：不要揉，减少眼部压力

你要确保孩子不要碰或者揉搓自己受伤的眼睛，这说起来容易，做起来可难。在为孩子提供急救时，请不要：

+ 对眼睛施加压力。

+ 尝试去除卡在眼睛里的任何东西。

+ 在获得医疗帮助之前，将任何药物（如滴眼液或软膏）放入眼睛。

+ 强行睁开眼睛。

请及时带孩子去医院或找全科医生就诊。

小结

+ 不要让孩子揉眼睛，这会使受的伤进一步加重。

+ 溅入眼睛的异物需要用流动的水冲洗。

+ 不要试图去除任何卡在眼睛中的东西；应该用杯子盖住眼睛并快速寻求医疗帮助。

● 她的右眼紧闭，她在尖叫

我女儿 3 岁的时候，趁妻子上班，我和她决定花一天时间做个园艺。虽然这个 3 岁大的孩子把到处都弄得脏兮兮的，不过总体来说，我们这一天过得颇有成效。到了为植物挖洞的时候，我女儿将她的铁锹用力插在了土里，结果在拔出来的时候，把整块泥土直接甩到了脸上。虽然有一些泥土被她吃到了嘴里，但是我更担心的是那些进入她眼睛里的大块泥土。我设法清除了她左眼上的污垢，但她的右眼仍然紧闭着，她在尖叫。我知道她需要把眼睛里的异物冲洗出去，但是想想看，让一个尖叫着的 3 岁的孩子在水下睁开眼睛，这几乎是不可能的，我知道不能强迫她睁眼。如果我和另一个成年人在一起，那可能还可以做到，但我知道我自己一个人很够呛。于是我们去了当地的急诊室，在麻醉剂、滴眼液的帮助下，医生用大量生理盐水冲洗了她的眼睛。在冲洗的时候我发现，她的眼睑下面有大量的污垢，这可能会导致眼睛擦伤，能把这些脏东西都冲洗出来，我们很幸运。3年过去了，她仍然是一个能干的小园丁！

保罗

异物——最该给孩子普及的常识

　　孩子们喜欢把各种东西放在不该放的地方。比如，把切片面包放在 DVD 播放机里，把信用卡放到洗衣机里，以及把珠子放到耳朵里。基本上所有你能想象得到的地方，都有孩子曾经往里面放过东西。即使是年纪较大的孩子也会做出把乐高积木放到鼻孔里的这种傻事。但是，当孩子们把乱七八糟的东西放在鼻孔里的时候，将会面临吸入异物的风险，以及往鼻子里塞的食物烂在鼻孔里造成感染的风险（这不仅不美观，还有很难闻的味道，需要尽快取出来）。如果你的孩子把异物塞进了身体的孔洞里，你可能需要专业的医疗协助才能解决问题。

预防：让孩子了解塞异物的后果

有人说过"永远不要把任何比胳膊小的东西插到耳朵或者鼻子里"，我猜说出这样的话的人以前绝对这么干过。所以真的，这种结论应该让所有的孩子都知道。

另外，我还希望你能记住这个公式：

孩子 + 孔洞 = 把东西放进去

我在孩子们的耳朵和鼻孔里见过各种各样的异物，包括食物（特别是豌豆和玉米，还有爆米花、种子和坚果）、珠子、鹅卵石和小石块、玩具零件、蜡笔、橡皮擦、小电池……可惜这本书篇幅有限，我不能把所有的东西都列在这里，我只想用一句话来做总结，那就是：对一个充满好奇心的孩子来说，几乎任何东西都可能被他们塞到身上。

要想防止你的孩子把异物放到不该放的地方，最好的方法是好好教育她。你需要向孩子解释在鼻子里面塞了异物会有怎样的后果。不用介绍得很复杂，但是要告诉她这样做会带来痛苦，会导致她的鼻子流血或让她生病。如果你只是说"千万别这样做"的话，就像在公牛面前挥舞一块红布一样，只会让她更加兴奋。应该把不能这样做的原因向孩子解释清楚。

另外，要把那些能够塞进鼻孔的大小的东西放在孩子够不到的地方。这样做虽然对一个把乐高塞进鼻孔的大孩子来说没什么用，但对一岁半的宝宝来说，还是非常有效的。

孩子们所做的事情有时候会违背所有的常识。就像我曾经护理过的一个 3 岁男孩那样，他曾经设法用自己的包皮包裹住一辆"火柴盒"牌的玩具小车。不用说，最后只好通过手术帮他取出了异物。估计这次的经历把孩子的爸爸也给吓坏了！

识别：孩子喊疼，身体传出异味

在孩子们把异物塞到自己身体里的时候，他们一般都是鬼鬼祟祟的。他们也能意识到，不可以把小石子放在耳朵里，也不能把橡皮塞到鼻子里，所以这些异物可能已经在孩子的耳朵或鼻子里悄无声息地待了好久，直到你发现孩子的耳朵或鼻子里传出了异味。而在某些情况下，你也可能会听到孩子喊疼，这种情况一般是耳朵里被塞了异物。

纽扣电池会灼伤皮肤，所以如果孩子把纽扣电池塞到了身体里，可能会非常痛苦。这是一种医疗紧急情况，需要紧急处理。要是你怀疑孩子已经把纽扣电池塞到了身体里的话，你需要马上拨打急救电话。

处理：不要贸然取出异物，及时寻求帮助

对于孩子往身体各种地方乱塞异物这件事，我深有体会。几年前，我的小女儿把一粒豌豆塞到了鼻子里。我想尽办法偷偷看到了她的鼻孔，果然，鼻孔的尽头塞着一粒闪闪发亮的绿豌豆。她应该是从餐盘上拿走的这粒豌豆，然后不声不响地跟着我们上了车。我猜她可能是找不到一个合适的地方来存放这粒宝贝，所以决定把它放到自己的鼻子里保管。

幸运的是，我在医院的工作里学到了一些处理技巧，有一种方法得到了许多次成功的验证：把孩子通畅的那一侧的鼻孔堵住，用你的嘴完全包住孩子的嘴，密封好，然后，用力吹！你吹进去的空气压力应该会落在鼻孔里的异物后面，并且很可能让异物从你孩子的鼻孔里飞出去。因为鼻子和嘴的后面都是相通的。

于是我也给女儿使用了这种方法。我把她抱到我的膝盖上，堵住她通畅的那一侧鼻孔，我给她吹气的时候吓了她一跳。一股鼻涕从她的鼻子里飞出来，谢天谢地，和鼻涕一起出来的还有一颗很大的绿豌豆。任务顺利完成了。我们通常把这个操作称为"妈妈的吻"。

我女儿后来向我保证，她只塞进去了一粒豌豆（她的姐姐也睁大了眼睛仔细检查过一遍）。此后我们进行了非常严肃的讨论，我告诉她不要把任何东西放在她身体的任何部位，包括眼睛、耳朵、鼻子、屁股和阴道。这些地方的异物我在急诊室里都见过一遍了，所以父母们最好能把所有的情况都给孩子讲一遍。还好，人身上能塞进去异物的孔洞只有这些。希望这

次的教育能一劳永逸。

当时我女儿还不会自己擤鼻子，但是如果你的孩子已经掌握了擤鼻子的方法，你可以让她用嘴深吸一口气，把通畅的一侧鼻孔挡好，然后让她用力擤。这样也能产生足够的力量来把鼻子里的异物吹出来。

如果这种擤鼻子的方法或者前面说到的"妈妈的吻"不管用，那就需要去看医生了。不要试图自己把异物取出来，这样可能会造成进一步的损伤，或者把异物推得更深。不仅如此，如果你的孩子因为这种尝试而感到不安或疼痛，那再想叫医生和护士来取异物就没那么容易了。

一般来说，想要取出异物，我们只有一次机会。除非你非常有信心能把异物取出来，否则最好还是交给专家来办吧。对于耳朵、生殖器和眼睛中的异物尤其如此（另请参见"眼睛受伤"章节，第 162 ～ 169 页）。不要尝试去除任何东西，果断求助医生即可。

小结

+ 如果你的孩子不愿意让你碰她或者心烦意乱，请不要贸然取出异物，而是应该寻求医疗帮助。

+ 如果异物在孩子的鼻子里，并且孩子的情绪很稳定，请尝试上文提到的两种方法。

+ 如果这些呼气的方法并不管用，请寻求医疗帮助。

+ 对于耳朵、眼睛和生殖器内的异物，请尽快寻求治疗。

头部受伤——婴幼儿普遍出现的碰撞

在前面我曾经提到过，幼儿头部的尺寸还是相当大的，和身体其他部位相比，显得有些不成比例。对一个蹒跚学步的宝宝来说，头部可以占到身体 1/3 的大小，这个比例要比成人的大多了。因此，幼儿的头部更容易受伤。不过幸运的是，幼儿的头部也长得非常精巧，能够承受住撞上墙壁或者地板这么大的冲击。当发生撞击时，宽大的额头和厚厚的头骨可以保护眼睛和大脑。

头部受伤指的是孩子头部受到敲击或撞击，导致头部出血、肿胀或瘀伤。3 岁以下的孩子出现头部受伤的比例，占所有头部受伤儿童数量的近一半之多。

预防：教孩子戴头盔的重要性

我们可以采取许多常识性措施来预防孩子头部受伤。当然，有些事故也是我们无法阻止的，例如 1 岁大的孩子刚刚迈出自己的第一步时没站稳而摔倒在地，或者 5 岁大的孩子在玩耍的时候一头撞在了一根杆子上。但是，仍然有很多头部受伤的病例是可以预防的。

其中，最有效的一种预防方法就是，确保你的孩子在驾驶任何带轮子的工具时，始终戴着头盔。无论是自行车、滑板还是其他交通工具，戴头盔都是容不得马虎的。最好是和孩子定一个家规：不戴头盔，就不能上车。这样最踏实。不过，除了要让孩子戴上头盔，你还需要确保头盔可以正常使用。

许多父母或其他看护人都觉得宝宝在玩滑板车的时候没必要戴头盔。它们的速度能有多快呢？错！幼儿从滑板车上摔下来导致头部受伤的病例，我并不是没有见过。你会惊讶于一个孩子在玩滑板车时的速度，并且孩子在骑车的时候免不了摇摇晃晃，很容易会摔个大跟头，甚至不需要多快的速度就会让他们的头部（或另一个身体部位）受伤。

当你的孩子在运动时，请务必做好一定的安全措施，包括戴上头盔。如果你家中有楼梯，请确保家里有楼梯门，并教导你的孩子如何安全地上下楼梯。

高脚椅和婴儿车这些物品设置有安全带也是有原因的，要正确使用安全带。我记得我的大女儿 9 个月大的时候，她在车里睡着了。她平时睡觉并不是很踏实，所以我不愿意叫醒她。我小心地将她转移到婴儿车上，在准备给她系上安全带的时候，她开始不安地来回晃。于是我没再继续给她系安全带，想等到她睡得深一些的时候再给她系，但我忘记了。10分钟后，我推着婴儿车走在混凝土的街道上的时候，突然发出了一声巨大的响声，她从婴儿车里坐起来的时候掉了下来，直接撞到了头。后来，无论是她睡着了还是醒着，我都再也没有忘记给她系安全带。

另外，从换尿布的桌子上掉下来，是导致宝宝头部受伤的另一个常见原因。宝宝的生长发育速度非常快，要密切关注他们的一举一动。你很有可能在看到宝宝从换尿布的桌子或者床上掉下来之前，都不知道孩子会自己翻身了。所以，在给宝宝换尿布的时候，要始终保持一只手在宝宝的身上，防止宝宝掉下来，或者干脆就在地板上给宝宝换尿布吧。

识别：呕吐、嗜睡，出现异常行为

对幼儿来说，因为头部遭受撞击而失去意识这种情况并不是很常见。而如果头部的撞击直接击倒了你的孩子，就需要马上拨打急救电话，呼叫救护车了。

在孩子撞到头的时候，伤势通常都并不严重，一般被撞到的部位会鼓起一个大包。轻度的头部受伤可能会让你的孩子哭上几分钟，但随后她就会忘了受伤的事，继续开开心心地做自己的事了。孩子的行为不会受到任何影响。你可以尝试在头部肿起来的部位用冰袋冷敷，不过，许多孩子都受不了冰袋，所以一块凉毛巾也是可以的。

轻度头部受伤通常会出现这些症状和体征：

+ 吓一跳并在摔倒之后立即哭泣；

+ 虽然很疼但是可以在安慰之后快速恢复；

+ 轻度可以控制的头痛；

+ 被撞到的区域肿起一块鸡蛋大小的包；

+ 可以睡着，但很容易醒来；

+ 轻微的伤口或瘀伤；

+ 行为、言语和动作正常。

而如果孩子出现了以下症状和体征，家长需要当心：

+ 失去意识；

+ 抽搐发作；

+ 在正常睡眠时间之外嗜睡；

+ 烦躁不安；

+ 头痛不消失；

+ 头上的肿块像果冻一样（波动性肿块）；

+ 从鼻子或耳朵里流出了液体或血液;

+ 行为异常;

+ 受伤后呕吐两次或以上;

+ 视力障碍。

　　如果你的孩子出现上述任何症状,请务必寻求紧急医疗帮助。正如我之前所说,相信你的直觉。不管什么原因,只要你放心不下的话,都应该寻求医生的帮助。

　　许多父母都会对孩子头上的肿块表示担心。要怎么区别严重的肿块和没有大碍的肿块呢?波动性肿块是一类摸起来像海绵那样松软的肿块,如果你摸到了这样的肿块,请务必寻求医生的帮助,这很可能意味着明显的内出血。我认识的一位护士对波动性肿块打过一个很好的比方:如果这个肿块看上去像个没熟透的牛油果(硬邦邦的),那就是个好的肿块;而如果感觉像是个熟透了的牛油果,那就不太妙了。

处理:硬肿块慢处理,松软肿块须就医

　　如果你的孩子在睡觉的时间头部受伤了,但没有出现任何上面提到的严重迹象,可以放心地让她去睡觉。不过,你需要确保你可以轻松地叫醒她,

所以应该在她睡着后 10 分钟再看看她的情况，然后每隔几个小时定期检查一下。还是那句话，相信你的直觉。如果实在非常担心，请寻求医疗协助。

头部受伤的急救措施很简单：

+ 给孩子一个拥抱并安慰她，然后评估受伤的严重程度。
+ 如果孩子摔倒的时候吓了一跳，先安抚孩子的情绪。
+ 对出血的伤口加压止血至少 10 分钟。
+ 必要情况下可以使用缓解疼痛的药物，如对乙酰氨基酚。
+ 如果孩子能够接受的话，请在肿胀部位进行冷敷。
+ 观察孩子有没有病情加重的迹象。

我曾经见过一个名叫阿梅利亚的小女孩，因为喜欢从高处跳下来，简直让父母愁白了头。有一天，她可能是觉得从楼梯跳到沙发上很有趣，于是真的这样做了，但她没有算好楼梯和沙发之间的距离（年幼的孩子经常会这样），结果脸朝下摔在了木地板上。虽然当时阿梅利亚并没有失去知觉，但据她的父亲说，她先是吓呆了，愣了 10 秒钟，然后哇的一声哭了出来。表面上看，孩子身上似乎没有明显的肿块或瘀伤，但她的父亲说，她的表现很不正常，只是静静地坐在沙发上一动不动，这样持续了大约 30 分钟。阿梅利亚这副样子让她的父母感到非常不安，于是他们决定带孩子去急诊室。在前往医院的途中，她开始呕吐。阿梅利亚在急诊室留观了几个小时，慢慢恢复到了平时正常的状态，开始四处奔跑玩耍，才被送回了家。

阿梅利亚的父母带她去医院是很正确的选择。阿梅利亚出现这样的症状意味着头部可能受伤了，而这也是最需要在医院进行评估的情况。

小结

如果你的孩子在撞到头之后出现了以下症状，或者你十分担心孩子的情况，请立即向医生求助：

+ 呕吐；

+ 不是正常的睡觉时间却出现了嗜睡；

+ 视力模糊；

+ 头晕；

+ 出现了异常的行为；

+ 抽搐；

+ 受伤的那一侧出现了波动性肿块；

+ 意识混乱；

+ 头痛；

+ 失去意识。

• 在她开始不停呕吐的时候，我知道应该送她去医院

一个星期五下午，我 6 岁的女儿和邻居一起在我家的车道上玩耍。她向着其他几个小孩跑过去的时候被撞倒了，头撞在了车道上。

最初她说头疼，于是我给了她一些布洛芬，她的情况稳定了下来，然后睡了一整夜。

到了早上，她的头痛还没有好，并且开始呕吐了。我又给她吃了一次止疼药，之后她看上去没什么异常了，在家里跑来跑去，甚至还吃了一些热薯条。

结果当天晚上，我们开车回家的时候，她在车里吐了。本来她经常会晕车，在车里吐并不是什么罕见的事情，但是这一次我意识到了好像有什么不对劲。第二天早上，她又吐了 6 次。我立刻带她去了急诊室，到达医院的时候，她开始昏昏欲睡。CT 扫描显示她头上有一块硬膜外血肿——血液聚集在她的头骨和覆盖大脑的保护层之间。她被带到手术室进行了开颅手术，血液被排了出来。在重症监护室度过一晚之后，她被转移到普通病房，并且完全康复了。现在你甚至完全看不出来她曾经遇到过这样的事故。

及时发现孩子身上异常的体征是非常重要的。在她开始不停呕吐的时候，我就知道应该送她去医院了。

安娜玛丽

• 不戴头盔，就不能上车

在儿童急诊室工作期间，我见到了一系列活动造成的伤害。其中许多伤病都和孩子的冒险行为有关，有时候孩子们只是觉得自己能飞在天上就做出一些疯狂的举动。

有些事故会引起我强烈的不适，比如滑冰、骑车或者玩滑板的时候没有戴头盔，导致摔倒之后头部受伤。有时仅仅因为孩子没有戴好头盔，就要付出惨痛的代价，有的孩子出现了学习或行为困难的情况，而有的甚至遭受到了影响他们一生的脑损伤。

对于那些摔了跟头之后进医院的孩子，如果他们的伤很直接，比如擦伤、扭伤或骨折，那他们无疑是幸运的，因为我们医护人员可以解决这些问题。但是如果脑子受伤了，那么我们也无能为力。

再怎么嘱咐孩子戴好头盔都不为过！

每个父母都应该记住这句话：不戴头盔，就不能上车！

保罗

儿科急诊护士

肢体受伤——疯玩的孩子最易发生的情况

　　骨折、扭伤和拉伤都是童年时期常见的伤病。如果你在童年阶段没有受到过这样的伤，那你的童年肯定没有疯玩过。骨折是我们在急诊室最常见的一种伤病。孩子们经常会从高处掉下来，尤其是在玩蹦床、单杠和滑板车的时候。我们不可能把孩子天天捆在一团柔软的棉花里，所以这里要提醒你一下，关键是要知道在孩子受伤的时候应该怎么做。

预防：均衡膳食，正确使用防护设备

　　儿童的骨骼仍然处于不断增长的时期，并且不像成年人那样坚固。它们像塑料一样柔韧而有弹性，因此通常不会整个断掉。尽管肢体受伤想想还是挺可怕的，不过确实也非常普遍，孩子们的伤通常都会愈合得很好。相比之下，因为在跌倒的时候人会自然而然地把手臂伸出来防止摔倒，所以孩子的手臂比腿更容易受伤。

在防止肢体受伤这个方面，和防止头部受伤类似，正确使用安全防护设备也很重要。因此，要确保你家的宝贝儿在拿到新滑板的时候，除了头盔之外，也要给她准备好护膝和护肘。另外，富含钙和维生素 D 的均衡膳食，对于骨骼的生长和强度的维持也是必不可少的，运动对于骨骼的生长发育同样有帮助。

识别：观察孩子肢体、肤色异状

那么如何判断孩子是简单的扭伤，还是骨折或者脱臼了呢？首先，我们来谈谈这几种伤势的差异。

骨折是由于用力过度，导致骨骼出现了完全或不完全断裂。导致骨折的力量可以是拉动、扭曲、挤压或撞击。当这些力量超过了骨骼所能承受的强度时，就会发生断裂。

当韧带（将骨骼固定在一起的一种强韧而有弹性的带子）过度拉伸或撕裂时，就会出现扭伤，如踝关节扭伤。

拉伤则是肌肉过度拉伸或撕裂导致的，通常发生在身体运动中。这是一种在参加体育运动之后特别常见的伤。

两块骨头的末端通过韧带固定在一起，当有很大的力量将两块骨头分开时，就可能会发生脱位。儿童最常见的脱位是牵拉肘（可以参阅第 187 ～ 188 页的相关内容）。

对婴幼儿来说，他们的韧带比骨骼要更强壮，因此婴幼儿更容易骨折，而不是出现扭伤或脱臼。除非你的眼睛自带 X 射线透视功能，不然你是无法知道孩子受的伤到底是什么的。有的时候骨折的表现可能显而易见（比如手臂弯得像一根香蕉），也有的时候孩子的手臂即使骨折了，也仍然在继续使用，而这时候身为孩子的妈妈，可能会因为过了 1 周才发现而感到非常内疚。

儿童常见的骨折类型

孩子们最常见的骨折类型是不完全性骨折，也就是说骨头不会从中间完全折断。

儿童常见的轻微骨折包括：

+ 青枝骨折——骨头中间出现了弯曲和磨损，就像你在弯折一根细嫩的柳条那样折而不断。
+ 压缩弯曲性骨折——骨头的一侧出现弯曲，形成了一个搭扣状的小凸起。

更严重的骨折包括：

> \+ 开放 / 复合骨折——骨骼穿透了皮肤。
>
> \+ 移位骨折——骨骼完全断开，断端不再维持对齐的状态。

这两种类型的骨折通常都需要外科手术。

牵拉肘

牵拉肘是幼儿和 5 岁以下的儿童常见的一种伤病。当孩子的手臂被家长突然拉起来，或者在她身后被扭了一下，可能就会导致牵拉肘。这种情况最常发生在家长想把孩子拉回来的时候。比如，孩子想要横穿马路，妈妈赶紧抓住孩子的胳膊，把她拉到自己身边——瞧，维持胳膊和肘部的韧带在牵拉之下过度伸展，骨头滑出了原位，手肘就这样脱臼了。

如果你的孩子得了牵拉肘，她的胳膊会无法动弹，并且在你试图活动她的胳膊的时候她会感到疼痛。这种情况需要带孩子去看医生，将骨头归位，通常不需要拍 X 光片。

一些常见症状和体征可能表明孩子的肢体真的受伤了，对于这些情况，你需要多加留意。要记住，你的眼睛并没有自带 X 射线透视功能，所以你应该注意到这些不对劲的迹象。在孩子受伤的部位，你可能会看到：

+ 肿胀；

+ 畸形；

+ 瘀伤；

+ 开放性骨折。

而你的孩子可能会表现出：

+ 痛苦；

+ 不愿移动或使用受伤的肢体；

+ 在触摸受伤的肢体时很疼。

遇到这些情况，就需要进行急救处理并寻求医疗帮助了。

处理：固定、抬高、冷敷、求助

肢体受伤的急救原则很简单：

+ 固定和抬高患肢。

+ 进行冷敷。

+ 给孩子缓解疼痛的治疗，如对乙酰氨基酚或布洛芬。

+ 寻求医疗帮助。

如果骨头已经刺穿了皮肤，或能看到明显的畸形（肢体弯曲），那么尽量不要移动你的孩子。骨头断端会相互摩擦，造成难以忍受的痛苦。要是孩子所处的位置比较危险，例如在繁忙的街道中间，那么你可能需要先将她小心地移到安全的地方。除此之外，都尽量不要动她，让她尽可能保持舒适的姿势。然后呼叫救护车。当护理人员到达现场之后，他们会给孩子使用止痛药，然后固定住肢体，再移动她。如果她的手指或脚趾很凉，或者颜色变得苍白或发青，又或者孩子说受伤的肢体有麻木感或针刺感，这时要尤为注意，这可能意味着血液供应出现障碍或神经受损，需要紧急医疗救助。

即使是小孩子也可能会表现得很坚强，如果你非常担心孩子的情况，请及时进行急救处理并向专业医疗团队求助。

若肢体损伤并不是很严重，那么你需要先进行紧急的处理，然后带孩子去看全科医生，或者到急诊室接受检查。

如何固定孩子的肢体

对孩子，特别是幼儿来说，固定肢体可能非常棘手。我觉得给孩子绑上吊带往往是一种浪费时间的行为，小孩子们总是会把手臂晃来晃去，或者只是单纯地不听你的话。在我看来，固定孩子手臂的最好方法是用他们穿的衣服。T恤、衬衫、连衣裙或套头衫都可以完成这项工作。你可以把衣服的下摆向上抬起来，裹在疼痛的手臂上方，并在背部打个结。打好结之后，就可以把她的手臂牢固地固定住，她也不会乱晃手臂了。然后你可以给她的手臂敷上冰袋，再给一些对乙酰氨基酚或布洛芬。

小腿骨折的话，可以使用枕头、衣服或手边的类似物品来固定。使用绷带、围巾或衣服，把受伤部位的上方和下方都固定住，注意不要在肢体破损的地方打结。

对于疑似骨折的肢体，冷敷和抬高患肢都是很重要的，不仅可以减轻肿胀，还可以缓解疼痛。优先给孩子镇痛的药物，不要担心这些镇痛药会

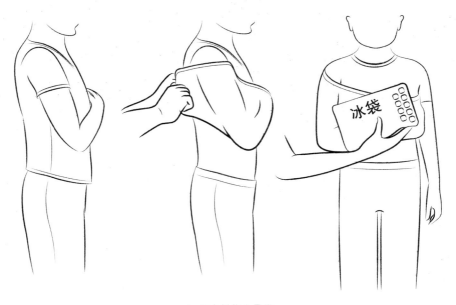

▲ 用套衫作为吊带

掩盖了孩子的症状，当前先要考虑的是缓解疼痛的问题，只要告诉医护人员你都给孩子用了什么药就可以。

虽然大多数骨折的处理方法都非常简单，只要医生给孩子拍个 X 光片、打个石膏、定期随访就可以，但是严重错位的骨骼则需要重新复位。要想完成复位手术，常常需要给孩子做全身麻醉。因此，以防万一孩子需要接受手术复位，在她受伤后不要给她吃任何东西也是非常重要的。

小结

对于严重肢体受伤：

+ 如果患肢的手指和脚趾与其他部位相比，出现了颜色苍白、发蓝或摸起来很凉的情况，又或者你的孩子说，受伤的肢体感到麻木或有被针扎的感觉，请立即呼叫救护车。

+ 如果受伤的肢体出现了严重畸形，或者有骨头穿透了皮肤，这是一种很紧急的情况，请马上呼叫救护车。

+ 不要试图移动孩子或她的肢体，如果孩子所处的地方有危险，要小心翼翼地搬运，并且尽可能让她感到舒适。

+ 不要给孩子任何食物。

对于轻中度的肢体受伤：

+ 固定肢体。

+ 将受伤的肢体抬高。

+ 用冰袋进行冷敷。

+ 给孩子一些缓解疼痛的治疗，同时向医生求助。

● 蹦床导致的受伤

那天是我爸爸 40 岁的生日，我、姐姐以及保姆布鲁克在家。我们在蹦床上玩耍，我跳得非常高，但是在落下来的时候，我没有站稳，以一个奇怪的姿势跪在了自己的脚踝上。布鲁克把我抱到沙发上，抬起我的腿，在我腿上放了一个冰袋，我简直要疼疯了。然后布鲁克给了我一些药，我感觉好了一些。这时候爸爸和妈妈回家了，我爸爸以为我只是扭伤了脚，但是当我半夜醒过来想上厕所的时候，脚刚一落地，我就疼得叫了起来。

第二天早上，父母带我去了儿童医院，拍了 X 光片。医生说我的脚骨折了，给我打上了石膏。几天之后，等到我的脚不再肿的时候，我又到医院重新打了一次石膏。打石膏的时候可以选一个颜色，所以我选了我最喜欢的紫色。

伊娃，8 岁

● 粗暴的游戏

我家有两个孩子，5岁的博欧和3岁的乔西，他们都非常活跃。在家里，他们俩经常打打闹闹的，如果不是真的吵架了，那么一般就是在打着玩的。我经常能听到他们发出尖叫的声音，有时在笑，有时在哭。大多数时候，尖叫在几分钟后就消失了，然后他们会接着在房间里玩耍，至少能玩上一小会儿。

不过在几个星期之前，博欧把乔西推倒在地，乔西发出了一阵尖叫。和平时相比，这次乔西哭的时间要更久一些，于是我们让他在沙发上休息一会儿。乔西说自己的肩膀很疼，犹豫着不愿意抬起手臂。这时候我们觉得，把他送到急诊室应该是最好的选择。

乔西服用了一剂缓解疼痛的药物之后，开始逐渐振作了起来，乍看之下好像没有什么不对劲。然而，X光片显示锁骨骨折，所以乔西马上被打上了吊带。

一周之后，乔西的伤刚刚有所恢复，他又在淋浴的时候滑倒了。我记得这一次我又听到了和之前类似的哭喊声。于是我们带着他立刻返回急诊室，又给他拍了一张X光片，结果显示伤势加重了。

这次的经历让我意识到，孩子的骨头是多么容易受伤。不过同样地，我也惊讶地发现骨头愈合的速度快得出乎意料。没过多久，乔西又和他的哥哥一起回到了更加粗暴的游戏中！

瑞秋

• 罗西很痛苦······我们都在想办法让她冷静下来

　　这是我们家庭一起去度假的第一天，也是我们18个月大的女儿罗西第一次坐飞机。我们落地后吃完早餐，马上直奔公园。罗西在公园里蹒跚学步、到处游玩，度过了一段愉快的时光。于是我坐下来放松了一会儿，享受地看着我的丈夫和女儿玩得开心的样子。接下来，我就听到了女儿哭泣的声音，但是和平时的哭声不同，这次的声音显得更加哀伤。我抬起头，发现我丈夫正背着满脸痛苦的罗西往回跑。我们几乎无法安抚罗西，她尖叫着，甚至每一个动作都会让她的身体紧张起来。

　　丈夫惊慌地向我解释，他们两人一起玩滑梯的时候，他从下面抓住了孩子的双腿，等到孩子滑到底的时候，我丈夫的身体重重压在了她身上，他以为把孩子的腿压断了。我知道不管罗西的伤势怎样，她现在都非常痛苦，正好我的包里带了一点对乙酰氨基酚，于是马上给孩子吃了，然后带她去了医院。在外地看医生比找全科医生看病复杂多了，我们询问过当地最近的医院之后，就把罗西送上了车。

　　罗西受伤让这次旅行变得困难重重。到达目的地之后，护士看到了罗西痛苦的样子，迅速给了她一些止疼药。接下来的几个小时非常煎熬，要拍摄X光片，做各种检查，当然也伴着孩子的眼泪，但我们都在想办法让她冷静下来。我一直都还算比较冷静，同时我也为我的丈夫感到自豪，他对孩子这次受伤虽然很内疚，但还是控制住了自己的情绪，冷静地处理这些棘手的情况。当然，这只是一个偶然发生的事故，没有人应该受到责备。罗西的一条腿被诊断为幼儿常见的螺旋形骨折，在接下来的6周内，她需要打两种不同类型的石膏。

看到我的宝宝受到了这样的伤，我非常难过。但是能够冷静地处理这种突发情况，并且让她顺利得到救治，也是最让我欣慰的事情。

艾米莉

● 了解你的孩子，了解受伤背后的故事

有时候，想要知道你的孩子是否受伤了，以及伤势能够自行愈合还是需要就医，也是一件棘手的事。如果有明显的骨折，并且孩子的痛苦也显而易见，那么没错，你应该带孩子去最近的急诊室就诊。但是，如果孩子只是说哪里疼，那么无论是持续性的还是零星的疼痛，你都可以尝试寻求物理治疗师的帮助。

如果你要去看物理治疗师，请确保他们能够提供明确的诊断，以及恢复过程需要的时间范围大致是怎样的。试着让你的孩子把自己的症状和疼痛背后的"故事"解释清楚。对儿童来说，大多数疗程都是一到两次。有的孩子可能需要持续治疗，这应该会在初步咨询中告知家长。

至于你的孩子是否需要医疗救助，我的建议如下：

1.了解你的孩子。她是一个容易大惊小怪的孩子，还是那种即使手臂断了也要继续玩游戏的孩子？这将会影响你是否需要寻求物理治疗师帮助的决策。如果孩子性格比较坚强，那么你可能会更倾向于选择理疗。你需要在孩子没有注意到你的时候好好观察她。如果她有很明显的异常，那么这些异常问题在家长没有看着她的时候也不会消失。比如，如果一个孩子说自己的胳膊很疼，但还是想和邻居家的孩子一起玩球，那么你需要远距离观察。这时如果发现孩子用另一只手举着这个疼痛的手臂，或者完全不使用这只手，那很可能有什么不对劲。

2.了解受伤背后的故事。如果你的孩子在操场上被人推倒，并且说自己膝盖疼痛，那么最好给她一两天的时间，看看伤情是否能够稳定下来。而如果她从单杠上摔下来，手臂着地，并且孩子还说非常疼，这时候就应该去医院看看是否需要拍 X 光片。

孩子们的身体是强壮而富有弹性的。怀疑一个成人受伤了，可能需要观察两周，但是对于孩子，只要缩短到一周就够了。不过总体而言，大原则是一样的：如果一个孩子说自己哪里不舒服超过了一个星期，那么这个伤可能就不会自己缓解，这时候最好寻求医疗帮助。要是孩子在半夜里疼醒，特别是连续这样在晚上醒过来，那就说明需要专业治疗了。通常情况下，一般的问题会在一周之内自行缓解。

不要畏惧影像学扫描和 X 光检查。肢体局部接受的 X 射线照射剂量是可以忽略不计的，和坐一次长途飞机差不多！

　　孩子和你说的话最好都不要忽视。要仔细聆听孩子的倾诉，确认其中是否有需要注意的问题，然后与孩子沟通好接下来要怎么办。对于并不紧急的伤，可以这样和孩子交流："杰克，前几天詹姆斯推了你一下之后，我看你膝盖好像一直不舒服，要不要治疗一下，养一养伤？我本来以为它自己慢慢就会好了的，不过要是没好的话，我们可以去看看物理治疗师，看看他有没有什么办法让你跑得更快。"

本·哈顿

悉尼莫斯曼麦康奈尔物理治疗集团合作伙伴，物理治疗师

中毒——好奇宝宝可能引发的意外

你是否注意到，许多日化产品的颜色看上去都很漂亮？色彩斑斓，像彩虹一样。许多药物也都有着鲜艳的颜色和不错的味道。你有没有闻过对乙酰氨基酚的味道，感觉还不错吧？

对幼儿来说，这些东西怎么可能没有吸引力呢？我记得曾经有一对双胞胎喝了大量的清洁剂。在问他们为什么要这样做的时候，他们的回答是，因为这个清洁剂的颜色和味道，和之前他们在姐姐的生日聚会上喝到的柠檬水很像。孩子们常常会有这种想法，听起来很有逻辑，实施起来却有害健康。

根据世界卫生组织的报告，中毒是全世界儿童住院治疗的主要原因之一。 最近澳大利亚健康与福利研究所的一份报告显示，中毒导致的住院病例在 2 岁这个年龄区间达到高峰。报告还显示，中毒的最常见原因是药物，最常见的地方是家中。另外，一般人最有可能发生植物中毒或家居用品中毒。

预防：把日化品放在孩子够不到的地方

在中毒这个问题上，预防远远胜于治疗。（我说这句话的次数之多是不是已经破纪录了？）

那么如何防止孩子摄入或接触到有害物质呢？首先，要知道哪些物质对孩子有害。让我们一起来想想家里都有哪些东西存在中毒风险吧。有些有害物质是显而易见的，有些则不是。

◎ 清洁产品和日用化学品

从清洁剂到游泳池氯气，含有化学物质的所有物品都需要锁在儿童接触不到的地方。切勿将化学品倒入其他没有明确标签的容器中。

厨房里最危险的东西之一就是洗碗机洗涤粉（或片剂）。它经常被家长遗弃在操作台上，或者放在厨房的水槽下面，小孩子很容易就能够到它。这些洗涤剂看起来就像超级美味的冰棒，特别是中间有小彩球的那种。如果你的孩子将洗涤剂放到嘴里，它就会开始烧灼。我曾经照顾过一个吞下了一部分洗碗机洗涤剂的小女孩。她的食道伤痕累累，在她成长的过程中，还需要多次手术来把食道扩张开。所以请务必将它们放在遥不可及的地方。如果你现在读到这里，意识到自己把洗涤剂放在了厨房的水槽下面，请马上将书放下，并立即给它们换个地方！

桉树油是一种很好用的清洁剂，非常适合打理地板，尤其适用于清理罐子上的黏性标签，在孩子感冒的时候，它也是加在加湿器里面的首选精油。但它也是一种毒药，同样要把它放在孩子够不到的地方，只是少量摄入的话是没有关系的，比如加在牙膏或药膏里（遵循说明书的使用规则），但如果孩子吞下桉树油，则需要进行紧急处理。

◎ 酒精

酒精对于孩子也是有毒的。我嫂子在 4 岁的时候误饮了白兰地。当时她家的房子正在装修，她的父母发现她像一只吊在脚手架上的猴子一样摇摇晃晃的。显然酒精把她放倒花了一些时间，但后来她就开始呕吐了，并且好像还昏倒了。幸运的是，后来没有出现什么严重的后果。儿童可不是汤力水，不能和杜松子酒混合在一起。

◎ 药物

对孩子们来说，药片看上去和糖果没什么两样。大人可能每天早上都需要吃降压药，所以把药片放在床头，但孩子们可分辨不出来糖豆和降压药的区别。

即使我们知道要把药物放远一点，但是对乙酰氨基酚之类的常用药呢？我去过我朋友家无数次，几乎每次都能看到一瓶对乙酰氨基酚被扔在厨房的操作台上，甚至放在孩子房间的斗柜上，聪明的小宝贝们很轻松地就能爬上去拿到它。而家长可能只会觉得"不过只是哪里都能买到的非处方药，能给孩子带来多大伤害呢"。

但它能造成的后果还是挺严重的。服用对乙酰氨基酚过量的儿童可能会非常虚弱，因为它会导致严重的肝损伤。虽然在根据说明书正常使用的时候，对乙酰氨基酚是一种非常安全的儿童和成人药物，但过量服用仍然非常危险。

女士们，回想一下你们的手提包。包里有没有装着止痛药或者其他药物？一个活泼的小宝宝经常会朝着你扔在一边的手提包直奔过去，聪明地用他们的小手拉开拉链。所以，你的包也要放在孩子够不着的地方。

另外，草药、矿物质补充剂和维生素也属于药物，也应该放得远一点。请记住，孩子的身体比我们大人的身体小得多。对成人来说，多吃一片药可能没问题，但是这一片药对于孩子显然是过量的。

◎ 植物

目前比较常见的有毒植物是夹竹桃、颠茄和曼陀罗。另外还有水仙花、铃兰，甚至古老的品种百子莲，也不能让你的孩子当零食吃。这个有毒植物的名单写也写不完，甚至能写一本书来讲这件事。不过我想要传达的信息非常简单：除非你知道它确实是食物，否则都不要吃。

在我班上上课的一位爷爷现身说法证明了夹竹桃的危险性。当他还是一个"自以为是"的年轻人的时候，他在农场里想找个工具来搅拌一下他的丛林茶，于是就折断了一根夹竹桃的树枝，用来做搅拌棒。结果在之后两天的时间，他都和严重的腹痛、呕吐一起度过了。夹竹桃从花到汁液的每一部分都是有毒的。如果你的花园里有夹竹桃植物，倒也不需要砍掉它，只要确保孩子们不去吃它就可以了（但也不要烧掉它，连烧出来的油烟都是有毒的）。我记得在我还是一个小姑娘的时候，我的祖母就告诉我不要从她的夹竹桃树上摘花，因为这种花会让我生病。从那时起，我就对它们敬而远之了。

曼陀罗人称"天使的号角"，很常见也很好看。我曾经见过有孩子摘下了这种可爱的钟形花朵，并且把它们当成号角吹着玩，甚至热情地开始咀嚼花瓣。但这并不是一个好主意。摄入这种花会导致腹痛、意识模糊、幻觉、口渴和抽搐发作。

识别：周围可能有毒物残留

涉及中毒这件事，你的孩子可能会变得非常狡猾。通常他们心里明白自己不应该吃这些东西，但还是可能会尝试把它藏起来。所以首先映入你眼帘的可能是一个打开的药瓶和孩子黏糊糊的嘴唇。

中毒不仅可以通过吞咽发生，还可以通过与皮肤或眼睛的接触，或者吸入气体或粉末而发生。

对此，你需要时刻做好 DRSABCD 的准备（参见"心肺复苏"章节，第 14 ～ 36 页）。即使你的孩子没有出现任何中毒迹象，甚至你不确定她是否真的成功吞下了有毒物质，你也要立刻做好急救的准备。

处理：把孩子挪离有毒环境，呼叫救护车

如果你的孩子已经失去了意识，请在确保你个人的安全，保证自己不会中毒的同时，立即开始执行 DRSABCD。

如果不能保证这一点，那么你需要做的第一件事是从孩子身上去除有毒物质。我的一个朋友告诉我，她 22 个月大的儿子曾经喝了一瓶布洛芬。因为孩子的耳朵感染了，她刚刚给孩子用过一次药，用完之后就把药瓶的盖子盖上了。结果她一转身的工夫，就看到孩子坐在厨房的台子上，露出了一个厚脸皮的笑容，糖浆顺着他的下巴直往下滴。她在恐慌之中立即拨打了中毒信息热线。她记得自己把孩子手里的药瓶拿走了，但并没有把滴落在台面上的药擦干净。结果就在她打电话的时候，这孩子开始舔台子上的糖浆，就像小狗喝水一样！因此，在致电中毒信息热线之前，请务必把流出来的有毒液体擦干净，或者把你的孩子从该区域移走。同样地，如果是化学物质，记得确保好自己的安全。

然后，你需要把药品的容器拿好，并拨打中毒信息热线。请放下这本书，并立即把热线电话号码保存好。电话另一端的人会询问你孩子的年龄、体重（如果你知道的话），以及孩子接触过什么毒药，摄入了多少，何时发生的中毒。请详细清楚地告诉对方。

小
结

如果孩子吸入了毒物：

+ 保持自己的安全，并让你和孩子呼吸新鲜空气。

+ 致电中毒信息热线以获得帮助。

如果孩子吞咽了毒物：

+ 把剩余的毒物清除，或让孩子离开这里。

+ 不要给孩子催吐，这样可能会让胃里的毒物在向上移动的过程
  中，导致二次伤害。

+ 致电中毒信息热线，如果条件允许的话，把装毒物的容器准
  备在手边。

如果孩子的眼睛或皮肤沾染了毒物：

+ 去除可能被毒物污染的衣服，同时保证好自己的安全。

+ 用大量清凉的自来水冲洗眼睛或皮肤（参见"眼睛受伤"章
  节，第 162 ～ 169 页）。

+ 致电中毒信息热线。

记住，如果你的孩子已经失去了意识，或者感到非常不适，请
按照 DRSABCD 的原则进行急救，并呼叫救护车。

• 把药品放在孩子够不到的地方

我的丈夫最近做了膝盖的手术，医生为他开具了一些抗炎药物。而我11 个月大的儿子正在认真探索橱柜，并在某个早晨发现了这瓶处方药。

当我发现我的儿子在地板上，周围散落着粉红色的药片时，我简直无法相信他已经打开了容器（没错，只是一个 11 个月大的孩子）。

我立即进入了戒备模式。我做的第一件事就是检查他的嘴巴，在他嘴里发现了 5 个药片。我不知道他到底已经吞下了多少片。

我赶忙向我做儿科护士的朋友呼救，她建议我保持冷静，并立即打电话给中毒信息热线，还让我先不要找我那个乱放药瓶的丈夫算账。

中毒信息热线的工作人员并未感到惊慌。他们让我放心，并问我这件事是什么时候发生的，以及孩子是否呕吐过。他们建议我密切关注孩子的情况，并在他开始呕吐或出现明显的行为异常时寻求医疗帮助。幸运的是，孩子没什么事。

后来，我们把家里所有的药物都放在了很高的地方，好奇心十足的孩子再也够不到了！

谭雅

抽搐——高热儿童常见的惊厥症状

痫性发作常常被称为抽风或抽搐，是大脑中电脉冲模式出现异常，电活动激增所引起的。这种发作可能很细微，也可能会非常明显。抽搐发作时会出现动作的痉挛或意识、行为、感觉上的变化。

导致儿童抽搐的原因有很多种。抽搐常常作为另一种疾病的症状而出现，例如头部损伤、脑膜炎或体温快速升高，也有可能是癫痫等疾病的一部分。

识别：出现动作痉挛，意识不清

抽搐的发作类型五花八门，表现方式也大不相同。有时可能是手臂和腿来回摇动，也有可能孩子会突然全身僵硬。不过，在大多数情况下，孩子在整个发作过程中是没有意识的。

　　如果你的孩子曾经被诊断出患有癫痫，那么专科医生将会为你提供专门的处理措施和治疗计划。如果你的孩子是第一次出现抽搐发作，这时必须拨打急救电话，呼叫救护车。

　　儿童痫性发作中，最常见的一种类型叫作高热惊厥。当孩子的体温迅速升高（38℃）时，在所有 6 个月至 6 岁的儿童中，有大约 3% 会出现痉挛，这种情况通常与发烧有关（参见"发烧"章节，第 233 ～ 243 页）。人们认为，体温的快速变化破坏了大脑的活动，引起了抽搐。热性惊厥持续时间通常不超过 5 分钟，并且即使不进行任何干预，也会自然而然地停止。

　　高热惊厥是一种良性病症，也就是说它不会对孩子的大脑造成任何损害，但孩子第一次出现这种情况时可能会非常吓人，特别是第一次发作的时候。许多孩子一生只会出现一次这样的发作。有些孩子则会发作多次，通常是在发烧期间出现。不过别太担心，热性惊厥并不会增加儿童癫痫的患病风险。

处理：不要往孩子嘴里放任何东西

　　以往人们认为，痫性发作的人可能会咬到自己的舌头，因此为了防止他们咬下去，会往患者的嘴里放个尺子之类的东西。

　　而事实上，孩子是不可能把舌头吞到肚子里的。在孩子发生抽搐的时候，千万不要往她的嘴里放任何东西。

有些父母可能会担心孩子咬伤舌头，但即使这种情况发生了，咬伤通常也不严重。而如果你在孩子抽搐期间将自己的手指伸进孩子的嘴里的话，那你可能得给自己的手指头缝个针了！

如果你的孩子发生了抽搐，你需要：

+ 陪在孩子的身边。
+ 让她远离危险。
+ 如果孩子的嘴里有呕吐物、食物或液体，条件允许的情况下，让孩子保持复苏体位，并找一些柔软的东西让她枕在上面。
+ 不要在孩子的嘴里放任何东西。
+ 向医生求助或呼叫救护车。
+ 如果可能的话，请注意孩子抽搐的时长。

抽搐发作之后，孩子的脾气可能会暴躁，还会很困倦，这都是正常现象。她需要时间来休息。如果孩子以往患有癫痫，并且这次发作的时间比平时要长，或者发作的表现与平时不同，请根据孩子的情况来寻求医疗帮助。如果孩子在发作停止后仍然没有恢复意识，请立即开始 DRSABCD（参见"心肺复苏"章节，第 14 ～ 36 页）急救。

要是你的孩子发生了抽搐，最重要的事情之一就是保持冷静。如果你能够准确地描述你的孩子在发作期间都有什么表现，以及持续了多长时间，这将会给医生和护士带来很大帮助。请记住，在紧急情况下，1 分钟看起来像 10 分钟那么长。所以，在孩子发作的时候计个时是非常有帮助的，如果身边还有另一个人，用视频来记录发作的过程也是非常有用的。

> **小结**
>
> + 保持冷静。
> + 陪在孩子的身边。
> + 进行急救（参见上一页的具体介绍）。
> + 条件允许的话，请记录孩子抽搐的时长。
> + 如果孩子在发作停止后仍然没有恢复意识，请立即开始进行 DRSABCD 急救。

● 一次高热惊厥

我还记得蒂莫西第一次高热惊厥时的场景。他已经 10 个月大了，因为感冒而有点鼻塞。那天他在半夜醒了过来，我在查看他的情况时，发现他似乎很不舒服。出于我的本能，我决定把他带到急诊室检查一下。

就在我踏进医院大门的一瞬间，我突然感觉到他的身体僵硬了起来，并且开始向后拱。我不知道他是否还在呼吸。他的眼睛一直上翻，黑眼珠都快滚到他的后脑勺去了，脸也在抽搐。我当时既震惊又害怕，即便附近就有护士，我还是吓得呆住了。幸运的是，医务人员迅速采取了行动，从我的怀里抱起孩子，将他送到了急诊室。

　　这件事发生之后，我的情绪久久没有恢复平静，好几天都是以泪洗面。蒂莫西现在已经三岁半了，但仍然偶尔会吓我一跳。但是，我现在拥有了急救知识，对高热惊厥的处理也更有信心了。我知道在这种情况下如何保持冷静并采取行动。我可以计算好发作的时间，并确保孩子的安全。我现在感觉心里更加有底了，知道应该怎么做，但是当一切都搞定之后，还是会忍不住哭一场。

雷恩

第 四 章

婴幼儿常见疾病，
"火眼金睛"先留意

年幼的宝宝在自己生病的时候，

并不能亲口告诉你她哪儿不舒服。

你需要记住的是，

没有人比你更了解你的孩子，

如果孩子的表现和正常情况有出入，

那就需要警惕了。

哭闹的宝宝一定不舒服

　　年幼的宝宝并不能告诉你她哪里疼或者哪里不舒服，只有在宝宝遇到了明显的意外事故，或者受到严重伤害的时候，才会马上发出刺耳的尖叫声或痛苦的哭声。如果宝宝表面上没什么明显的异常，是很难弄清楚她哪里出了问题的。但是，也有一些症状和体征，可以帮助你找出问题所在。

　　你需要记住的第一件事是，没有人比你更了解你的孩子。父母非常熟悉孩子在正常情况下的状态，孩子的生活节奏和情绪，以及什么时候"不对劲"。这一点非常重要。要知道，医院的工作人员远远不像你这么了解你的孩子，他们眼中的不寻常在你孩子身上可能是正常的，而在另一个孩子身上没事的情况，放到你孩子身上可能就是重大问题。你的经验就是孩子的试金石。

　　有的时候，婴儿和儿童在生病的时候并没有明确的症状，而有时则会有症状。以感冒为例，你的孩子可能会出现流鼻涕、咳嗽、轻度发烧等各种症状，也有可能这些症状都不明显，但你就是知道哪里不太对劲。而在一些严重感染的情况下，孩子可能没有任何特定症状，只有在她已经非常不舒服的时候才会表现出来。比如脑膜炎球菌感染的时候，要是孩子身上出了皮疹，并且按压也不会消退，那么自然是非常令人担忧的情况，但这通常不是你看到的第一个症状。你更可能在这之前发现其他症状和体征。

有 5 种警示征象，可以提示你的孩子存在身体不适，需要医疗帮助，有时甚至需要紧急救治。身为孩子的父母和监护人，如果你能够尽早准确识别出这些征象，并且及时寻求医疗帮助的话，甚至能挽救一条生命。

识别：身体、习惯出现异常

那么需要警惕的征象都有哪些呢？下面这些情况需要你特别留心，尤其是对于婴儿更要注意。

1. 皮肤苍白

生病的孩子皮肤颜色通常都会发生变化。不管孩子的本来肤色是黑是白，在一些情况下，她的皮肤会比之前更显苍白。而如果孩子的皮肤变成了灰蓝色，或者出现了斑驳的花纹，那就更不妙了。

2. 肢体无力

孩子在生病的时候，身体可能会变得特别松软无力，你把她抱在怀里感觉就像抱一个洋娃娃那样，这是一种非常令人担忧的迹象。

3. 嗜睡

生病的孩子可能会变得昏昏欲睡。她会比平时睡得更多，或者很难从睡梦中醒过来。她有可能会发出微弱的哭声，也有可能根本不会哭，或者她还可能表现得十分不安、难以安抚。

4. 胃口不佳

如果孩子在 24 小时之内吃的东西还不如平时一半的量，那很可能已经病得很严重了。她可能会拒绝你给她喂食，或者不会因为你给她喂食而醒过来。

5. 尿量减少

如果你的孩子 24 小时内的尿量比平时的一半还少，这也是一种令人担忧的情况。

处理：相信你的直觉，立即呼叫救护车

出现上述症状和体征的儿童需要马上接受医疗检查。几年前，我家两个女儿的咽喉都被细菌感染了。我的小女儿情绪高涨、脸颊通红，反复坐起来要看电视，还要吃冰棒，到了早上尿布被她尿得满满的。而我的大女儿脸色苍白，头完全离不开枕头，每过几分钟就会睡一觉，也不喝水，从头天晚上开始就一次都没小便过。于是我带大女儿去了医院——她真的病

得很重。而我的小女儿只要去看全科医生就行了。

所以你应当怎么处理呢？你需要全方位整体观察孩子的情况，并且相信自己的直觉。孩子出现了上面介绍的任何一种警示征象，就要立即寻求紧急治疗。如果你的孩子没有反应、昏昏欲睡、肢体无力、皮肤苍白或呼吸困难，请立即拨打急救电话。

相信你的直觉，你是最了解孩子的人。如果你觉得孩子有哪里不太对劲的话，那很有可能确实如此。赶快带孩子去看医生吧。

● 蓝紫色的皮疹在布鲁克身上疯狂生长，可能是脑膜炎

我清清楚楚地记得那个晚上发生的事。我们的女儿布鲁克已经4个月大了。 那天是星期三，有朋友来我们家吃晚饭。布鲁克是一个非常好照顾的宝宝，她像往常一样安安静静地上床睡觉。但是，等我送走我的朋友们之后她就醒了，而且很难再睡着，必须得有一个人让她直起身来抱着她，她才能安静下来。我们花了一整夜的时间轮流抱她，只要我们试图把她放回婴儿床上，她马上就开始哭，有时甚至会尖叫。我们安慰她的唯一方法，就是尽可能让她直着身子靠在我们怀里。这和她平时的表现完全不一样。到了凌晨5点，我们都筋疲力尽了，这时候我们意识到，孩子的情况好像不太好。

这种像吃了兴奋剂似的情况肯定是不对的。幸亏我们距离医院只有 5 分钟的车程，我们赶紧把布鲁克送到了医生那里。但是，除了不能让她躺下之外，孩子没有其他明显的异常，因此诊断并不容易。于是，医生决定给孩子验个血，看看能不能查出一点线索。

我们当时稍微放心了一点，但是在验血之后没多久，医生就告诉我们，孩子可能得了脑膜炎，因为布鲁克在验血的时候，医生发现蓝紫色的皮疹在她身上疯狂生长，这可能和脑膜炎有关系。为了进一步明确是细菌还是病毒引起的脑膜炎，他们必须给孩子做个腰椎穿刺。由于腰椎穿刺的结果需要 3 天才能出，为了防止耽误孩子的病情，医生使用了能够覆盖所有常见病原体的药物给孩子治疗。孩子马上被收住院，开始接受 24 小时全天候的照护。

14 天之后，布鲁克出院了。在接下来的一年里，我们带孩子进行了例行复查，确保她的听力没有受到疾病影响。由于医院快速果断的处理，孩子没有留下什么后遗症，真是值得庆幸。

保罗和安妮卡

腹泻、呕吐和脱水——常见的肠胃问题

让我们一起面对现实吧：在养育孩子的某个阶段，你一定会有一段时间因为孩子的胃肠炎而和呕吐物打交道。如果你运气不太好的话，整个家庭都会被卷入疾病中。没有什么比照顾一个不断呕吐的孩子还折磨人的了。虽然照顾孩子的过程让你形象尽失，但是你也可以采取一些措施，来防止疾病的蔓延。

胃肠炎是胃和肠道感染导致的消化道炎症，病毒是最常见的罪魁祸首。单纯胃肠感染的儿童会出现腹泻，也可能伴有恶心、呕吐和腹部疼挛等症状。

当然，胃并不是引起儿童呕吐或腹泻的唯一原因。导致呕吐和腹泻的原因很多，其中不乏一些严重的病因。在本节中，我们将讨论单纯的胃肠炎问题。经验丰富的监护人可以一眼就明白孩子的肠胃出了问题。

预防：注意卫生，做好消毒与隔离

病毒性胃肠炎可能具有高度传染性。它就像是一场野火，很快就会把一个班级或家庭卷入其中。那有没有可能阻止它的蔓延呢？当然有。不过要注意，如果你的孩子在你身上来过一场惊世骇俗的呕吐的话，那很可能你也会一起尝尝病毒性胃肠炎的滋味。

在我家孩子年纪还小的时候，我和丈夫以及一群朋友住在一栋大房子里。有一天，有个孩子出现了呕吐和腹泻，我马上进入了警戒模式，把他触摸过的每个地方都清理干净，还把其他孩子和他隔离开来。漫长的一夜过去，到了早上，孩子的情况好多了，胃口也不错，吃了几片面包，而他睡眼惺忪的妈妈不假思索地就把他吃剩下的面包边吃掉了。8 小时后，孩子感觉很好，但他可怜的妈妈却被疯狂的腹泻和呕吐放倒了。真是让人一点都笑不出来。

引起胃肠炎的细菌和病毒种类繁多，其中轮状病毒是尤其让人讨厌的一种。不过，好在年幼的孩子可以接种疫苗。自从澳大利亚引入了轮状病毒疫苗之后，5 岁以下的儿童因为轮状病毒而住院的比例降低了 70% 左右，是个好消息！

为了防止胃肠炎的传播，应当做到下列基本事项：

+ 洗手。

　　洗手是遏制胃肠炎扩散最简单、最有效的方法。不过,只是在水龙头下面草草地冲洗一遍并不会起到作用。在每次与患者接触的时候,以及准备食物或进食之前,特别是在清理腹泻或呕吐物之后,你都需要用温水和肥皂仔细清洗双手至少 30 秒。肥皂和水是第一选择,当然手部消毒剂也不错。

+ 不要分享孩子的食物或玩具。

　　对父母来说,解决孩子吃剩下的面包或剩菜是家常便饭。但这也正是问题之所在,在这个过程中,你会感染到孩子身上的一切病菌。当然亲吻孩子也是如此。所以在孩子有胃肠炎的时候,还是多抱抱他们,省省你的吻,免得被传染了。另外,每天对孩子的玩具和浴室进行消毒也可以降低感染风险。

+ 让你的孩子待在家里。

　　这一点非常重要。如果胃肠炎已经袭击了你的家庭,那么你需要做好隔离。不要把孩子送到托儿所或者学校(如果你自己也生病了,那也不要去单位上班了),直到孩子的症状已经消失了 1 天以上。没错,症状刚刚消失的时候依旧可以传染,所以必须等待 24 小时。

识别：可能出现腹泻、呕吐等常见症状

如果你的孩子患上了单纯性胃肠炎，通常的症状可能有：

+ 腹部痉挛性疼痛间歇出现，通常在呕吐之前会更严重；

+ 恶心和呕吐，通常持续一到两天；

+ 可能持续一周的腹泻。

如果你的孩子有以下情况，请务必寻求及时的医疗帮助：

+ 严重腹痛；

+ 腹泻超过 10 天；

+ 大便或呕吐物中带血；

+ 孩子看上去非常虚弱（参见第 212 ～ 216 页）；

+ 呕吐物里有胆汁（胆汁的颜色类似青草的汁液）；

+ 呕吐但不腹泻；

+ 不满 6 个月大的婴儿出现了呕吐或腹泻；

+ 喷射状呕吐。

当然，如果孩子出现任何让你觉得不放心的症状，都可以和全科医生联系。

处理：少量多次进行补液，谨防脱水

当孩子患有胃肠炎时，她可能会比平常更昏昏欲睡一点，不过意识还是清醒的，仍然对身边的事物感兴趣，同时还可能伴有轻度发烧。所有不到6个月大的宝宝，在得了胃肠炎之后都要立即去看医生。但如果你家的宝宝已经超过6个月，你需要记住，胃肠炎没有什么特殊的治疗方法。所有的治疗目的都是为了确保宝宝摄入足够多的液体，避免入不敷出，出现脱水的情况。不建议服用药物来止泻。

不过，得了胃肠炎的宝宝需要的绝不仅仅是水。如果你的宝宝是吃母乳的，这时候母乳就是最好的液体。而非母乳喂养的宝宝，则需要用电解质溶液来补充他们在呕吐和腹泻的过程中丢失的盐和糖。你可以选择口服补液盐，市面上有多种品牌和口味的泡腾片，也有冰棒状的，这些对宝宝来说都更具吸引力。但不建议给宝宝喝运动饮料。如果没有口服补液盐，可以尝试用一份柠檬水或苹果汁加四份水喂给宝宝。记得喂之前一定要稀释柠檬水或者苹果汁。不过无论如何，母乳和口服补液盐仍然是最好的选择。

在你给患有胃肠炎的孩子喂水的时候，你就会发现，如果你一次给她喂大量的液体，她过一会儿很可能直接把它吐出来。而如果少量多次地给她补液，她会更容易喝下去。

对于5岁以下的孩子，可以参考每15分钟补液15毫升（约60毫升/小时）这个补液速度。5岁以上的孩子，速度应该增加到约100毫升/小时。你可以使用任何装置来给她补液，无论是注射器、杯子还是勺子，只要孩子愿意这些都可以。用注射器给孩子少量多次地喂水非常方便。要有耐心，保持冷静，不要放弃。

研究还表明，如果你在呕吐停止后（或在 24 小时内），把正常食物重新引入孩子的饮食中，即使她仍然腹泻，也会有助于恢复。当然啦，要在合理的范围内给孩子她想吃的东西。另外，对于使用配方奶粉喂养的宝宝，这时应该给予她正常浓度的配方奶粉，不要稀释。

那么，如果你的孩子大发脾气并拒绝喝水，你应该怎么做呢？首先，如果她有力气做抵抗，说明这是一个好兆头。相比之下，一个口渴又昏昏欲睡的孩子才更让人担心。 如果你的孩子表示口渴，请不要吝惜，要少量多次地给她喂水。 同时你还需要警惕孩子有没有脱水，出现了脱水的孩子是需要就医的。

脱水的迹象包括：

+ 口腔或嘴唇干燥；

+ 皮肤苍白或颜色异常；

+ 哭的时候没有眼泪；

+ 尿量减少；

+ 皮肤弹性差（捏起一块皮肤然后松手，皮肤的皱褶仍然保持原样），这是严重脱水的迹象；

+ 手脚冰凉；

+ 嗜睡／四肢无力;

+ 囟门凹陷;

+ 坐立难安。

　　还是那句话,相信你的直觉。如果你因为任何一种原因对孩子放心不下,请立即寻求医疗协助。

小结
+ 胃肠炎的常见症状包括腹泻、腹部痉挛、间歇性腹痛、恶心和呕吐。

+ 用肥皂和水洗手,以防止胃肠炎交叉感染。

+ 对于6个月以下的胃肠炎患儿,必须带她去看医生。

+ 母乳或口服补液盐是最好的补液手段。

+ 补液时要少量多次进行。

+ 呕吐停止后(或24小时内)立即恢复正常饮食习惯。

+ 如果你很担心,或者你的孩子看起来非常不适或没有好转,请寻求医疗帮助。

● 胃肠炎来袭，一家人都深受其害

复活节假期的时候，我们家举办了一场大聚会。祖父祖母、孙子孙女，大人和孩子都欢聚一堂，迎接他们久违的假期。这场聚会让大家无暇分心，更不用说注意生病的问题了。

在假期中的一天，我早上醒来之后感觉很不舒服。起初我不知道为什么，但我醒来后不久，就听到我年幼的侄子在隔壁的呕吐声。接下来的几个小时里，我的姐夫很快也生病了。到了第二天，我们一家人都深受其害。

等到大家都觉得身体情况有所好转之后，我们去海边来了一次野餐。果然，大家的状态并不是很好，都感觉有些恶心想吐，一个接一个地离席。那时我们只有一个孩子，她和她爸爸在一起的时候，也说自己感觉很不舒服。回家的路上，她在汽车座椅上吐了出来，吐得整个车里都是。结果到了假期结束的时候，每个人都得了胃肠炎，幸亏这个房子有 3 个厕所、3 个浴室和 1 个洗衣房。

从此以后，我们知道了如何防止胃肠炎蔓延，并有效地处理胃肠炎的症状。现在我们在全家度假的时候，都会把手部消毒液带在身上了。

克里斯汀

呼吸问题——年幼宝宝遇到的异样情况

呼吸问题在急诊室里非常常见，这是导致儿童入院治疗的主要原因之一。呼吸问题可能影响到任何年龄的儿童，无论你的孩子是个嗷嗷待哺的小宝宝，还是马上进入青春期的大孩子，呼吸问题都可能找上他们。所以，你有必要了解呼吸困难的主要症状和体征，并且知道什么时候去寻求医疗帮助。

引发呼吸问题的原因可能包括某些已确诊的疾病，如哮喘、病毒或细菌感染、吸入异物和中毒，但这些只是其中的一小部分。事实上，想要总结出引起儿童呼吸问题的所有原因，都已经够写一本新书的了。但是，不管原因是什么，在这本书里我想告诉你的是，如何寻找呼吸困难的迹象。要记住，明确诊断是医生的事，而你只需要知道什么时候寻求帮助就可以了。

你需要知道你的孩子在正常情况下是什么样子的——这句话我已经在

这本书里说了很多次了。具体到呼吸问题上，相信我，你一眼就能看出来你的孩子有没有呼吸困难。呼吸困难发作的时候，孩子的样子看上去会与平时不一样。对新手父母而言，当他们把自己刚出生的宝宝带回家的时候，可能会因为发现宝宝呼吸速度比成人快很多、呼吸不规则（周期性呼吸）、只用鼻子呼吸这些情况而感到惊讶。另外，宝宝们都是腹式呼吸的，你可以看到他们的肚子随着呼吸上下起伏，而胸部的起伏则不明显。尽管这一切看上去都很新鲜，不过身为父母，他们很快就能明白孩子正常情况的表现。

为什么儿童在遇到呼吸问题时，会有比较高的风险呢？因为：

+ 他们的气道狭窄而松软。
+ 他们的呼吸肌效率较低，更容易疲劳。
+ 小婴儿只能用鼻子呼吸，如果有很多鼻涕和黏液的话，他们的呼吸道就很容易被堵塞。

呼吸困难的孩子可能会出现下列症状和体征：

+ 呼吸频率的增加。

作为参考，正常的呼吸频率大概是：

新生儿——每分钟 40 ~ 60 次；

1 岁孩子——大约每分钟 30 次；

5 岁孩子——大约每分钟 20 次。

当然，不同孩子的情况也不一样，但这个趋势也说明，孩子年龄越大，呼吸也会变得越来越慢、越来越规律。成年人每分钟大约呼吸 12 次。

+ 肋部 / 腹部皮肤出现凹陷。

如果你的孩子处于呼吸困难状态，她的肋骨间隙和上腹部就会开始出现凹陷。在严重的情况下，这些部位的皮肤甚至可以被深深地吸进骨骼的缝隙里，她的胸部和腹部看上去会像跷跷板那样一上一下的。

+ 颈部出现凹陷（气管周围最明显）。

宝宝锁骨之间可能会被吸出一块凹陷来。如果她处于严重的呼吸困难中，你可能会发现这里的凹陷非常深。

+ 鼻孔张开。

婴儿和年幼的孩子处于呼吸困难状态中时，鼻翼会更容易出现翕动。

+ 头部上下摆动。

这是严重呼吸窘迫的征兆，在婴儿身上更常见。这说明宝宝正在使用更多肌肉来辅助呼吸。

+ 异常呼吸音。

　　你是最了解你孩子的人。如果她发出的呼吸声音听起来和平时不同，特别是同时还伴有其他症状和体征的话，你就需要带她去看医生了。

+ 皮肤发绀（皮肤出现斑驳的花纹或颜色发蓝）。

　　这是一种非常令人担忧的迹象。发绀是血液中缺氧引起的，无论你的孩子原来是什么肤色，只要出现了发绀，你很快就能意识到。她的皮肤看起来显然和正常人不同。如果你的孩子肤色黝黑，请观察她的嘴唇、舌头和甲床。孩子出现皮肤发绀时，需要马上送她去医院。

+ 无法进食。

　　如果你的宝宝处于呼吸窘迫状态，她可能还会出现难以进食的情况。因为宝宝基本只通过鼻子呼吸，如果他们的鼻子被堵住了，同时呼吸和进食就会很困难。

+ 从烦躁不安到困倦嗜睡。

　　在氧气不足和努力呼吸的状态下，孩子会变得烦躁不安。如果她的病情出现了恶化，她还可能会变得无精打采、昏昏欲睡、四肢无力，然后失去知觉。

+ 咳嗽／喘不过气。

　　上气不接下气地持续咳嗽是一个重要的表现，特别是孩子同时还伴有其他症状和体征时更应该注意。

　　呼吸窘迫的孩子需要接受医学检查。儿童，尤其是婴儿，在呼吸困难时很快就会感到疲倦。如果辅助他们呼吸的肌肉过于疲劳，孩子很可能会完全停止呼吸。

　　要是孩子呼吸困难症状比较轻，那么你可以在当天带孩子去看全科医生。中等程度的呼吸困难就要去急诊室了。要是孩子的呼吸窘迫很严重，已经失去了意识，皮肤开始发绀或四肢无力，又或者你无法唤醒她，请务必拨打急救电话。相信你的直觉，并继续观察孩子的情况。呼吸窘迫可以在短时间内迅速进展。

　　要记住，鼻子被堵塞对一个只用鼻子呼吸的宝宝来说，影响是非常大的。如果你的宝宝由于鼻子堵塞而难以进食，请尝试用生理盐水或盐水喷雾清理鼻子（药剂师可以推荐给你适合孩子的药剂）。年幼的宝宝自己不会擤鼻

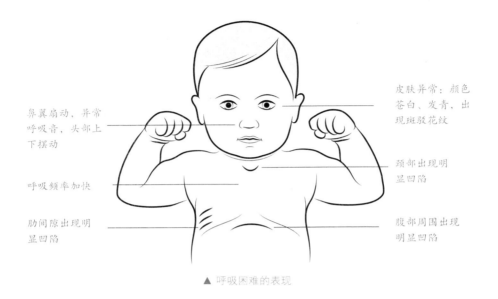

皮肤异常：颜色
苍白、发青，出
现斑驳花纹

鼻翼扇动、异常
呼吸音，头部上
下摆动

颈部出现明
显四陷

呼吸频率加快

肋间隙出现明
显四陷

腹部周围出现
明显四陷

▲ 呼吸困难的表现

子，而盐水有助于稀释鼻涕，并把它清除掉。婴儿和儿童会吞下这些黏液，
所以如果他们吐了很多黏液出来也不要担心，这都是正常现象。

　　而如果你的孩子患有哮喘等慢性呼吸道疾病，请始终遵循医嘱来照顾
孩子，同时要随时对自己脑子里的急救知识进行更新，并定期复习。

小结
　　+ 若你的孩子出现了呼吸窘迫，则需要带她进行医学检查。
　　+ 如前文所述，应当充分了解呼吸异常的相关征象。

• 我感受到她的胸口发出一阵嘎嘎声……
我意识到了事情不对劲

在我的女儿海莉6个月大的时候，她像一般的孩子那样时不时就会感冒。不过最近感冒这几天，我感觉她的呼吸出现了一些问题。当我抱着她的时候，我感受到她的胸口发出一阵嘎嘎声，她现在都不能连续吃几分钟奶，或者躺下睡个踏实觉了。我意识到了事情有些不对劲。

星期五晚上的9点左右，她醒过来的时候又开始上气不接下气。虽然几小时前我刚给她服用了对乙酰氨基酚，但她还是发烧到了39℃。我和我丈夫决定，是时候带她去医院了。

我们到达医院之后，护士又给了她一剂对乙酰氨基酚，然后我们等着去看医生。医生首先看到的是一个微笑着的宝宝，看上去心情还不错——要知道这可是深夜，宝宝的父母一直都在关注着她，她能不开心吗？结果这个医生就告诉我们，让我们回去，到了早上再去看看全科医生吧！

但我觉得直接听医生的话回家肯定是不对的。我告诉医生，宝宝呼吸的时候胸口有异常的声音，他似乎有些困惑，但还是重新检查了一遍。他让我把宝宝的衣服脱掉，于是看到了宝宝在吸气的时候，皮肤都凹进肋骨的间隙里了。这时候医生发现可能有问题，于是将我们转移到留观室，过了一会儿，一位儿科医生过来了。最终医生给宝宝连接上了氧气监测器。她一睡着，氧气的水平就会降到86%。于是海莉立即被收住院，吸了三天氧。

进一步的检查显示她的呼吸道被病毒感染了。

如果我们当时没有识别出她的症状，并且没有再让医生看一次，不知道会发生什么后果。真是让人后怕！

梅兰妮

发烧——需要找准病因的良性病症

发烧在儿童中很常见。它是身体在病毒或细菌感染时的一种自然反应。我们的身体非常聪明。当我们被病毒或细菌入侵时，我们的免疫系统就会开始抵抗入侵者。在抵抗的过程中，我们的大脑会"重置"身体内部的恒温器，从而引起体温上升，也就是发烧。病毒和细菌在炎热的环境中往往不能为非作歹，它们更喜欢一个平稳的环境和正常的体温。因此，发烧是身体消灭入侵病原体的一种防御机制。

即使发烧是一件好事，它只是身体的一种自然表现，也仍然会让我们感到痛苦。不过，在发烧的应对上，孩子们也确实会比成年人表现更好。不过要注意，发烧是疾病的症状表现，你需要知道孩子发烧的原因是什么。

孩子在生病的某一个阶段出现发烧是无法避免的，但你应该记住，你的关注重点不应该放在温度计的数字上。正如我在"哭闹的宝宝一定不舒服"

部分（见第 212～216 页）中所谈到的那样，你需要观察你的孩子。发烧只是感染的症状，它本身并不是一种疾病。

你无法预防发烧的发生，也不应该去预防发烧。想要让发烧停下来，关键是预防疾病本身。一些常识性的措施，如好好洗手，让孩子在生病时待在家里，以及咳嗽和打喷嚏的时候捂住嘴，都有助于限制疾病的传播。

父母最关心的一个问题是热性惊厥（痉挛或抽搐）。高热惊厥同样难以预防，并且光担心孩子的体温有多高也是无济于事的。大约 3% 的儿童会发生热性惊厥，并且学者认为，热性惊厥可能和体温的快速升高相关。一个体温快速飙升到 38℃的孩子可能会出现热性惊厥，而缓慢升到 40℃的孩子反而不容易发生。给予对乙酰氨基酚或布洛芬等退烧药物并不能阻止热性惊厥。有关热性惊厥和急救治疗的更多信息，请参阅"抽搐"部分（第 206～210 页）。

寒战和惊厥是不一样的。有时，发高烧的孩子可能会出现寒战的现象。那么寒战是什么呢？当你发烧的时候，你会不会感觉有些冷，并开始颤抖？你的妈妈可能会管它叫打哆嗦。寒战就像一个严重版的打哆嗦，是全身上下剧烈颤抖的一种过程。在寒战发生的时候，你的孩子始终是有意识的。如果孩子发烧很严重，你需要带她去看医生。请记住，我们想知道的是孩子为什么会发烧，以及寒战可能表明在发烧的背后有更严重的疾病。

我经常被问到的另一个问题是："发高烧会不会把我孩子的脑子烧坏？"发烧本身不会导致孩子脑损伤。孩子的体温可能会高达 42℃，但这并不会造成任何伤害。请记住，发烧意味着孩子的大脑已经"重置"了她的正常体温范围，这是安全的，体温的高低会受到内部的控制。

真正有危险的不是发烧，而是体温过高。这里的体温过高和体温过低相反，指的是外部温度导致体温升高的一种情况。例如孩子在炎热的天气中被关在车里，或者马拉松运动员在跑步的时候中暑，都属于体温过高。这是一种非常危险的情况，可能对内脏造成伤害，甚至导致死亡。

识别：肤色、状态异常，观察孩子整体情况

人的正常体温为 36.5 ~ 37.5℃。当然，这种情况因人而异，尤其是新生儿。他们不能像年龄较大的儿童和成年人那样调节体温。如果新生儿身上受到感染，她也可能不会发烧，反而有可能出现体温低或正常体温。因此，你需要观察新生儿身上可能出现的其他症状和体征（参见第 212 ~ 216 页）。

通常人们把超过 38℃ 的体温归为发烧。测量孩子体温最准确的方法是使用腋下数字温度计。口腔温度计只能用于年龄较大的儿童，而耳温枪给年龄较小的孩子测出来的读数可能不准确。这项技术还在不断发展，但目前的研究表明，家中最经济有效的测体温方法还是使用腋下数字温度计。

在使用腋下温度计时，为了避免读数受到影响，请确保孩子的衣服没有被夹在温度计的尖端和皮肤之间。将温度计牢固地固定到位，直到它开始发出哔哔声，给出最终读数。

老实说，大多数父母和看护人员只要摸一下孩子，就会知道孩子到底

有没有发烧。感受孩子体温的最佳位置不是在额头上，而是在躯干部位（胸部／腹部区域）。只需要将手放在胸部或腹部区域，你就能知道她有没有发烧。我的一位同事曾经跟我说，在她小的时候，有一次发烧了，她的妈妈对她说："我都能在你身上煎鸡蛋了！"确实如此，一个发烧的孩子身体的确很热！

　　如果你的宝宝未满3个月，并且体温超过了38℃，则需要带她进行医学检查。这些小宝宝的免疫系统还没成熟，在他们发烧的时候，一定要请医生看一看。对于患有慢性疾病的儿童也是一样，如果他们发烧了，医生应该会提供一份具体的急救计划。

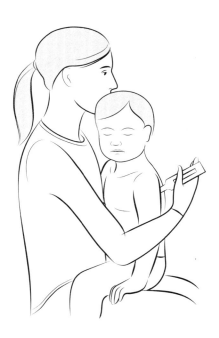

发烧的孩子可能会精神萎靡，也可能还在开心地玩耍。而如果你的孩子发烧了，你可能会注意到这样一些常见症状：

+ 她昏昏欲睡但仍然兴致勃勃。

+ 她精神不佳，但仍然可以安抚她。

+ 她的肤色正常、略带苍白或红润。

+ 她睡得更多但很容易醒来。

+ 她仍然能正常喝水，尿布的湿度也和平时差不多（尿量正常）。

通常护理人员会说孩子"有点没精神，不过也还好"。

这些是病情较轻的时候可能出现的症状和体征。并非所有发烧的孩子都需要去看医生。正如我之前所说，看看你孩子的整体情况。她可能感冒了，但仍然能吃能喝，规律饮食，你可能不会太担心，但如果你实在不放心，最好还是去看看医生。记住，相信你的直觉。就像我经常说的那样：如果你因为任何原因对孩子的情况放心不下，都应该去寻求医疗帮助。

如果你的孩子出现以下症状和体征，则可能需要紧急的救助：

+ 她看上去昏昏欲睡，对周围事物不感兴趣。

+ 她很痛苦并且难以安抚。

+ 症状不仅没改善，反而越来越严重了。

+ 她的皮肤颜色很不正常，出现了斑驳的花纹，或者呈现出蓝灰色，
  又或者长出了皮疹。

+ 疾病持续了 5 天以上。

+ 她不由自主地发抖（寒战）。

+ 喂她东西她不吃，或者吃不下去。

+ 她的食量还不到正常的一半。

+ 她不会因为需要吃奶而从睡梦中醒来（对婴儿尤其重要）。

+ 她小便的频率变少了（对婴儿来说，就是换尿布次数少了）。

+ 其他让你担心的情况。

　　正如我在"哭闹的宝宝一定不舒服"一节中所提到的，几年前，我的两个女儿得了一种相当讨厌的细菌性咽喉炎。我的小女儿的体温超过了40℃，但她还能吃、能喝、能动，在电视上看《芝麻街》。而我的大女儿体温虽然低于38℃，相比之下却非常困倦，一整天都没怎么上厕所，头几乎离不开枕头。于是我带大女儿去了医院，而小女儿只要看看全科医生就可以了。这就是温度计示数不一定能说明问题的完美例证，同时也证明了解孩子的重要性。

处理：多喝水，尽可能让孩子感到舒适

根据儿童医院专家的说法，在孩子发烧的时候，只要让孩子尽可能感到舒适就可以，没有必要给她解热镇痛的药物。父母和监护人通常会想给孩子用一些退烧药，把体温降到正常水平。但是，仅仅给退烧药可能也不会让孩子退烧，只会让她感觉好一些而已。你仍然需要注意其他症状，如嗜睡（疲倦和肢体无力）、拒绝喝水、少尿、皮疹或其他令人担忧的情况。

你需要鼓励你的孩子多喝水，母乳、饮用水、口服补液盐都是不错的选择。另外还要密切关注孩子的情况，如果你是为了让孩子感到更舒服一些，而给她服用解热镇痛药的话，记得按照说明书上要求的剂量进行操作。还是那句话，不要只根据体温计的示数来判断孩子的情况，而是要整体观察孩子的情况。

为了让孩子感觉更舒适一些，你可以脱掉她身上多余的衣服，只穿轻便的衣服就足够了。不需要把衣服完全脱光，也不要给她洗冷水澡。同时，不建议你用温毛巾给孩子擦身体，或者用风扇这种直接的气流来吹她。不过，在孩子的额头上放一块凉毛巾，可以让她感到更舒适，如果你的孩子喜欢，请务必使用这种方法！

记住，要始终相信自己的直觉，你是最了解自己孩子的人。你需要知道哪些症状需要特别注意，如果你心里总是放心不下的话，请寻求进一步的医疗协助。

小结

+ 发烧指的是孩子的体温超过了 38℃。

+ 发烧是身体对感染的自然反应。

+ 如果孩子感觉很难受，请给她对乙酰氨基酚或布洛芬，让她感到更舒适。

+ 如果你的宝宝未满 3 个月，请及时寻求医疗帮助。

+ 如果孩子的病情越来越严重，包括：尿量比平时更少、不想吃喝、孩子感觉很难受或昏昏欲睡、身上起皮疹，或者其他让你担心的原因，请寻求医疗帮助。

• 让他保持清醒就已经很不容易了，更不用说给他喂食了

我们的儿子查理在 4 周前出生了。在他还在我肚子里的时候，他就没那么好动，特别是与他非常活跃的姐姐相比。到他出生之后，他哭得也很少，作为一个新生儿来说，他睡得非常安稳。这对我们而言，真是个简单而幸运的开始！5 天之后，我们就从医院回到了家。

当我们回到家时，查理的身体摸起来有点温热。到了第二天，他看起来非常困倦，但是因为当时天气很热，所以大家都以为他是热蔫了，不如

我家老大那么精力充沛。然而到了第三天早上，当他很长一段时间都没有因为吃奶而醒过来的时候，我开始意识到情况不对。光是让他保持清醒就已经很不容易了，更不用说给他喂食了。于是我拿温度计给他量了一下体温，才发现他是发烧了。

因为查理还不到 3 个月大，又是这么一副昏昏欲睡的样子，我觉得最好带他去医院看看。到了医院之后，医生让我们做了各种检查和治疗。我看到孩子一直在哭，感觉很沮丧，担心会不会有什么大问题。我开始安慰自己，现在做的这些都是为了帮助孩子渡过难关。尽管有一些检查看上去还挺吓人，不过医生和护士一直都在认真照顾他。

在住院期间，查理的病情得到了改善，出院的时候已经完全恢复了健康。我很高兴我们能够及时认识到问题，并且在整个就诊过程中都能保持冷静，不过这次的体验确实还是挺可怕的！

艾米莉

● 我们家的新生儿感染了病毒

　　我家的双胞胎男孩两周大的时候，我和我丈夫感染了一种可怕的病毒。我丈夫出现了呕吐、疼痛、发抖、喉咙发痒这些症状，而我虽然没吐过，但出现了很严重的喉咙痛，连呼吸都觉得很疼。我们俩都咳得非常厉害。

　　几天过去，在我觉得自己的情况特别糟糕的时候，我注意到双胞胎宝宝中的一个吃奶也不太好。他的手摸起来很热，整体比他哥哥都热得多。我们用数字温度计测了他的体温，但每次示数都不太一样。我想也许是我给他盖的毯子太厚了，于是我给他少盖了几层，把他放回床上，希望他能睡个好觉。我觉得我当时可能是太偏执了，我还在用母乳喂养他，以为母乳能保护我的宝宝不被病毒感染。

　　后来再次喂奶的时候，我发现宝宝的身体还是很热。体温计显示38℃，而他的兄弟体温只有37℃。当时已经很晚了，我和我丈夫都累得不行，床上的4个孩子也都睡熟了。但我知道，新生儿一直发烧肯定有问题，所以我们给我妹妹打了个电话，让她帮忙照顾一下其他孩子，并且戴好了口罩以免传播病毒，随即带着孩子去了医院。

　　因为我们最近一直在宝宝周围咳嗽，所以很自然地就会想到，宝宝可能和我们感染了同一种病毒。但是医生却说，我们不能因为这种可能性，就错过排查其他更严重的疾病。以防万一，医生还补充进行了一些有创检查，包括腰椎穿刺，同时开始让宝宝服用抗生素和补液。

　　几天之后，我们发现宝宝得的是甲型流感。他恢复得很好，我也不想再睡在医院的长凳上了！另外值得庆幸的是，他的兄弟在我们的保护下，也成功幸免于难。我们一共花了大约 3 个星期才让孩子完全康复。

克里斯汀

第 五 章

365 天的健康安全
是最牢固的防火墙

幼儿通过探索的过程学习新鲜事物。

确保自家宝宝成长环境的安全，

是父母必须承担的责任。

当然，照顾好自己也是很重要的。

家是呵护孩子生命安全的港湾

在我生小孩之前，我从来没认真考虑过家居安全的问题。没错，如果家里来了孩子，我一般会把那些不想让孩子碰到的东西放在高处，不过只是偶尔为之。但在儿童医院工作完全不同，对护士来说，我们要时刻注意小患者的安全。我们需要保证床栏一直处在保护的位置，把药物都保存在上锁的药柜里，同时还要监视孩子们的情况。所以，当我有了第一个宝宝的时候，我很快就把家居安全问题重新完善了一遍。

想要把家居安全问题都讲清楚并非易事，甚至这个问题也可以单独写一本书。市面上有很多可供参考的信息，建议你花点时间阅读一下。要始终记住，预防胜于治疗。我们无法消除风险，但可以尽可能减少风险。事实上，很多人都受到了"鸵鸟效应"的影响——要么不去设想孩子发生了意外应该怎么办，要么压根觉得这种事不会发生在自己身上。当我听说有的家长还在抱着这种心态的时候，我真的感到十分沮丧。

　　想要搞定家居安全问题，最好的方法就是把自己的身高降到和孩子差不多的水平，然后从一个房间走到另一个房间。想想看，当你在地板上爬行的时候，你都能看见什么呢？可以说，这种视角之下看到的世界和大人的世界完全不一样。再从孩子的角度思考一下，哪些东西对孩子来说看起来很有趣？什么高度的家具刚好能让孩子一头碰上去？像剪刀和插头这种能和其他的物体插在一起的东西，在孩子眼里又是什么样的？

　　接下来，考虑一下怎样做可以让房间变得更安全。为了防止孩子踩着椅子爬到窗户外面，是不是应该把椅子移开？要不要加工一下窗户，免得窗户开得很大，造成安全隐患？许多安全网站会提供一份安全清单，可以一边参考清单上的内容，一边从一个房间走到另一个房间，检查有哪些需要优化的地方。只是告诉孩子哪些事情不要做是远远不够的，这种口头警告就像是刺激斗牛的那块红布一样，越是警告他们，他们可能反而会越好奇，搞不好就会亲身实践一下。

　　我这里有一个很好的例子：有个小姑娘叫朱莉娅，她特别执着于把塑料插头从电源插座上拔下来。幸运的是，她还拔不动那个插头，并且她的母亲也警告了她，玩这种插头会造成很严重的后果。但是，言语上的警告对小孩子来说并没有什么意义，他们需要从实际经验中吃一堑长一智。于是这个足智多谋的小女孩决定亲身体验一下。她一直等到她妈妈把吸尘器的插头插在插座上，然后走开，她才开始行动。朱莉娅把吸尘器的插头拔了出来，然后将一个发夹直接插到电源插座里（为了这一刻，她可能已经做好了充分的准备）。结果，救护车直接开到了她家里，为了治疗电烧伤，茉莉娅在医院住了好几天。这个幸运的小姑娘从此再也不想碰插座了。所以即使你的孩子没有茉莉娅这么充满好奇心，也要记得在拔掉插头之后，在插座上再插一个塑料安全插头，并且把它插紧。

下面列出了每个房间里主要的家居安全问题总结。这个清单并不完整，仅作为抛砖引玉之用。其实有些时候，为了保证安全，最简单的一种方法就是安装儿童门栏，防止孩子走到不该去的地方，比如在厨房的入口加装门栏。其他内容请继续阅读下文。

厨房

炉灶/烤箱　保证厨具的手柄朝向内侧放置。你家的烤箱在使用的时候，烤箱门会发热吗？孩子们能够得到燃气旋钮吗？

酒/药品　有没有放在孩子够不到的地方？

清洁用品　有没有放在孩子够不到的地方？橱柜门有没有儿童防护措施？

电　器　电线是不是都藏好了？有没有孩子能够得到的一小段电线还露在外面？

高脚椅　儿童高脚椅是否符合国家标准？记得在使用的时候系好背带！

洗衣房

清洁用品和其他日化用品	有没有放在孩子够不到的地方，或者锁好了？
没有盖子的桶	这些都有潜在的溺水风险，请把盖子或桶放在孩子够不到的地方。

浴室

药　物	有没有放在孩子够不到的地方，或者锁好了？
浴　垫	防止在浴缸中滑倒。
监　督	即使你已经把孩子放在了浴室座椅这种安全装置里，也要一直看着孩子，不要让婴幼儿处在无人看管的状态，切记！
热　水	你的热水系统设定的温度是多少？建议温度不要超过 50℃。

起居室

窗帘绳	这些会带来窒息风险，因此请把它们放在孩子够不到的地方，或用绳夹把它们夹起来。
家　具	不要把家具放在任何高度的窗户下面。孩子们会把家具作为垫脚的工具去开窗户。如果你无法移动家具，请对窗户进行加工，以限制窗扇的开启范围。
电　视	电视是固定在墙上还是放在桌子上？孩子有可能把电视机拽倒，压到自己身上吗？

加热器　它们会导致烧伤吗？有明火吗？加热器有防护罩吗？

壁　炉　壁炉有防护罩吗？

卧室

窗帘绳　无论在哪个房间，都要注意把窗帘绳放在孩子够不到的地方，

或者把它们夹起来。

儿童家具　儿童家具制造是否符合国家标准？书架和抽屉柜是否固定

在了墙上？

电源插座　有没有塑料安全插头？

车库

化学品和油漆　把它们放在孩子够不到的地方。这些东西留在家里真

的有用吗？没用的化学品可以通过当地的机构进行处理。

工　具　把它们放在孩子够不到的地方。

车道

视　野　你在开车的时候知道你孩子的位置吗？可以考虑使用倒车镜

或摄像头，特别是如果你家的车是 SUV 或四轮驱动车的话

更 要考虑到这个问题。

花园

游乐设备　结实不结实？安全性怎么样？需要修理吗？

植　物　有没有毒？夹竹桃、颠茄和曼陀罗都是常见的有毒植物。

泳池 / 浴池

有没有围栏？或者是不是盖好了？泳池有没有注册？充气游泳池的水是否已经放掉并且直立放好了？

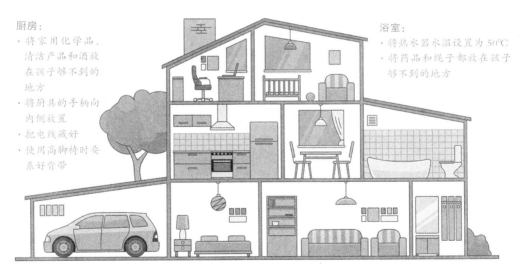

卧室：
· 窗帘绳——使用线夹或将其放在孩子够不到的地方
· 将抽屉和书架的柜体固定在墙上
· 在电源插座上插上塑料安全插头

厨房：
· 将家用化学品、清洁产品和酒放在孩子够不到的地方
· 将厨具的手柄向内侧放置
· 把电线藏好
· 使用高脚椅时要系好背带

浴室：
· 将热水器水温设置为 50℃
· 将药品和绳子都放在孩子够不到的地方

车库和车道：
· 在开车的时候明确孩子的位置，可以考虑使用倒车镜或摄像头，特别是如果你家的车是 SUV 或四轮驱动车的时候更要考虑
· 将油漆、有毒物品和工具放在孩子够不到的地方

起居室：
· 窗帘绳——使用线夹或将其放在孩子够不到的地方
· 不要将家具放在任何高度的窗户下面
· 将电视机固定在墙壁或桌子上
· 加热器或壁炉要准备防护装置

洗衣房：
· 将清洁用品和其他日用品放在孩子够不到的地方
· 将桶或水桶盖放在孩子够不到的地方

▲ 家居安全需要考虑的一些因素

了解急救部门工作的流程

急诊科是一个既混乱又有秩序的地方。通常孩子第一次住院的时候都会先来到急诊科，这里可能让人恐惧，也可能令人兴奋。

急诊科也很神秘。有时你来到这里之后还要等上很久才能看上病，也有时会有三个医生和四个护士轮流来给你看病，而了解急救部门的工作模式，将有助于你揭开它的神秘面纱。

首先，各地都有针对儿童开设的急诊部门，有些医院的成人和儿童急诊室是混合在一起的，有些医院没有急诊室，特别是在农村地区，这些地方的急救部门可能只是一个配备了执业护士和家庭医生的诊所。

在紧急情况下，你需要前往最近的急救部门就诊。

有些人可能会认为，坐着救护车来到急诊室，可以更快地看上医生。但这是错误的。只要你的病情需要，医务人员很快就会对你进行分诊，让你马上接受诊治。而如果你的病情并不紧急，可能会稍微等上一会儿。

如果你需要急救部门的帮助，最重要的几点是：

+ 急救部门主要负责处理紧急情况。

+ 在紧急情况下，请到最近的急诊室就诊。

+ 急救部门会优先让症状最严重的孩子看医生。

+ 如果你在等待就诊，这是件好事。这意味着你的孩子的病情比较稳定。要是你的孩子在等待期间病情出现恶化，请立即告诉分诊护士。

+ 作为家长，你也是照顾孩子的团队的一员——你在帮助孩子获得优质医疗服务上发挥着重要作用。

● 在急诊室都会发生什么事情？

急诊科的主要工作是为重病儿童提供护理。出于这个原因，病情稳定或生命没有受到威胁的儿童，通常都会等一段时间之后才能看上病。

当你到达现场时，护士会对孩子进行分诊。分诊的时候，急诊科工作人员会确定患者就诊的紧急程度。他们将评估你孩子的症状，并根据她的病情严重程度给她排队。

等待的过程并不好受，特别是你看到其他后来的孩子却比你家孩子先看上病的时候。不过在急诊室，先看上病意味着他们身患更为严重或紧急的疾病。

在等待期间，护士会与你进行沟通。如果护士没有和你交流，在你担心孩子的情况的时候，记得告诉他们。大多数急诊部门会在你等待期间定期检查你孩子的情况，护士可能会针对孩子的疼痛和发烧用一些药，同时监控孩子的状况，并让孩子完成一些常见的检查，如验血和拍 X 光片。

漫长的等待结束之后，你就能看到医生了，医生会为你的孩子下达医嘱。有时医嘱的内容很简单，而且往往需要花一些时间才能看到效果。在照顾孩子这件事上，观察也是一种治疗的方式。孩子们往往无法用语言清楚地表达自己的感受，因此医院的工作人员会仔细观察孩子的情况。

一旦确定了诊断，你就可以离开医院了，必要的时候可能需要来医院复诊。如果你孩子的病情需要住院治疗，临床医生也会立即告诉你的。

在急诊室就诊期间，你可以通过这些方法协助医院的员工保障孩子的安全：

+ 弄清楚接下来应该做什么。
+ 询问照顾你孩子的工作人员的姓名。
+ 要求给孩子一些缓解疼痛的治疗。

+ 在对孩子进行检查或治疗的时候，确保已经核对过孩子的身份。
+ 如果你对所发生的事情感到担忧或困惑，请让高级护士或医生来照顾你的孩子。

　　急诊科并不是让孩子接受初级护理的理想地点。相比之下，与全科医生建立起持续的关系，对你和孩子都有好处。全科医生可以提供全面的整体护理。如果他们觉得病情需要，也会将患者转诊到急诊室。孩子们也可以在自己成长的过程中学会信任熟悉的全科医生，并且更加了解自己的健康情况。

凯莉·史塔克

儿科急诊护士主管

熟悉的医生更好地伴随孩子成长

想象一下，当你想盖一座房子的时候，你可以雇一个混凝土工人来浇筑坯子，再雇个木匠来建造房子的框架，雇个水管工来铺设管道，雇个电工安装电缆，雇个瓦工铺设瓷砖，等等。你可以告诉他们每个人应该干什么，但你能让他们自己直接动工吗？如果瓦工在房子框架搭好之前就来准备铺瓷砖了怎么办？

为了防止自己因为盖房子的事挠破头，这时候你可能会雇用一个项目经理来帮忙管理工地事宜。你可以就任何问题与项目经理进行沟通，他们会负责协调所有的工人，以确保在合适的时间让工人们完成自己的工作，最重要的是，他们可以对项目做一个整体的把控。

一位优秀的家庭医生或全科医生就像一个项目经理。

找到一位优秀并且对孩子友好的家庭医生真的非常非常重要。他们可以为你节省很多不必要的花费，并且让你更省心。一旦找到了一个好的家庭医生，最好一直坚持下去。如果你总是带孩子定期去看同一位医生，那么这位医生将对孩子的发育情况有一个非常全面的了解，对孩子的病史也是了如指掌。这一点很重要。你的家庭医生就是将所有拼图的碎片拼凑在一起的那个人。他的工作是将你的孩子作为一个整体来照顾，并且在必要的时候，成为你和专科医生之间的纽带。专科医生通常只会聚焦于他们专攻的某个领域，所以如果孩子的病情涉及多个专科，那么一些整体上的问题很可能会被遗漏掉。一名优秀的家庭医生则会有很好的大局观，有所侧重地照顾你的家庭成员。

　　想要寻找周围适合儿童的家庭医生，最好的方法就是询问当地其他人家的父母。有时他们可能不太愿意和你分享，因为找到一个厉害的家庭医生，对他们来说就像捡到宝一样。但在追问之后，他们一般都会为你提供一些有用的信息。还有一种方式是利用社交媒体。你可以在育儿群和论坛中打听一下，肯定能收获不少建议。

　　不少人会说，看一次家庭医生可能要等待数周，但是你也可以进行紧急预约，帮孩子预约更是很有必要。所以，也许你找医生看一个长在脚趾上的包需要等很久，但在紧急情况下，他们会很快就会向你施以援手，尤其是在孩子生病的时候。

> 小结
>
> + 一位对孩子友好的家庭医生是必不可少的。
> + 一名家庭医生可以照顾整个家庭的健康。
> + 家庭医生可以将拼图的碎片拼凑在一起，从整体的角度看问题。
> + 对于当地有哪些优秀的家庭医生，可以询问其他孩子的父母。

● 一名优秀家庭医生的价值

我是一名工作超过 20 年的家庭医生，在我的职业生涯中，我照顾过无数孩子和他们的家人。

在这份工作中，你可以从妊娠测试阳性开始就关注一名孩子，亲眼看着他长大成人，甚至为人父母，这种职业"特权"非常奇妙。在我和患者之间，已经形成了强大的信任、理解和尊重的纽带，这种关系只有在一直相互认识的情况下才能建立起来。拥有一名认识你和你的家人的家庭医生，是一笔宝贵的财富。我们可以从你出生到死亡一直照顾你，并且成为你家庭的一部分。

你可以四处寻找一下适合你风格的家庭医生，并与他们合作，同时要确保你们有着相同的目标和期望。你可以询问他们，孩子和家人可以从家庭医生这里获得哪些服务，遇到紧急情况的时候是否可以发出紧急预约，在下班之后他们还有哪些安排，他们喜欢和孩子打交道吗，他们的工作环境和工作人员对儿童友好吗。

当家庭医生能够给予孩子足够的关注和尊重时，孩子们也会很好地回应他们。如果你的孩子能开开心心的，同时配合好家庭医生的工作，这是一件共赢的事。

寻找一个优秀的家庭医生，和他合作一起照料自己的家人，你收到的回报将是无价的。

M 医生

家庭医生

急救箱，教孩子如何急救

急救箱里需要准备什么

　　在家里准备一个急救箱是个不错的选择。在受伤的时候，你当然可以就地取材，比如用手帕止血，把杂志折叠起来当夹板，或者用自来水冲洗眼睛。不过，准备一个百宝箱一般的急救箱，对于治疗小伤小病无疑很有用。另外，在外出的时候，把一个急救箱放在自己车里也是一个好主意。

　　有的时候，在急救箱里补充一些不起眼的小道具，可以在孩子受伤的时候起到奇效。这些道具的关键是分散孩子的注意力。比如，在急救箱里放一些小玩具（能出声或者会闪光的玩具最好了！）和书籍，只有在需要使用急救箱的时候再把它们拿出来。有一位以前做过护理人员的女士，在她的手机上安装了一个应用程序，里面有个小怪物会学孩子说话。如果孩子在哭，怪物也会开始哭。这是一种分散孩子的注意力的绝佳方式。但同样地，这些东西只能在急救的时候拿出来，否则孩子对这些东西失去了新鲜感之后，就起不到分心的作用了。

另外，还有一个小道具可以带来意想不到的效果，就是厨房计时器。如果孩子们知道急救什么时候会结束的话，他们就会更容易去配合急救治疗。你可以设定一个时间，并且告诉孩子，倒计时结束的时候，急救就会结束。

为了把急救箱准备得更加全面，并且对儿童更友好，下面是一些家庭和车内急救箱的准备建议：

+ 冷敷袋——保存在冰箱或冰柜中，可用于碰伤、瘀伤、肿胀部位。

+ 各种形状的创可贴和绷带——用于伤口止血。

+ 选择一种抗菌药物——用于伤口表面。

+ 腋下数字温度计。

+ 急救毯——让受伤的人保持温暖。

+ 胶带——固定绷带和敷料。

+ 眼垫——用于眼部受伤，如割伤。

+ 纸杯或塑料杯——用于眼部受伤，如异物。

+ 生理盐水瓶——用于冲洗眼睛和清洁伤口。

+ 手套——保护自己。

+ 剪刀。

+ 镊子。

+ 碎片探针——更容易去除碎片异物。

+ 荧光棒——用于在黑暗中吸引孩子的注意力，例如露营或丛林徒步时。

+ 伤口愈合胶带——适合固定撕裂伤。

+ 拉链式塑料袋——用于收纳断肢。

+ 安全别针——将三角形吊带固定到位。

+ 各种绷带。

+ 三角巾——肢体受伤时用它把胳膊吊起来，或加压包扎、固定夹板。

+ 抗菌湿巾。

+ 无菌纱布、棉签——许多场合都能派上用场！

+ 不粘敷料——在获得医疗救助之前，用于擦伤/轻微烧伤。

+ 组合敷料垫——用于加压包扎止血。

+ 压力绷带——用于蛇和漏斗网蜘蛛咬伤。

+ 复苏面罩。

+ CPR 指南。

+ 用于蜱虫的冷冻喷雾。

+ 红色手巾。

+ 计时器。

+ 急救指南——比如这本书！

急救箱中的某些东西可能会过期，所以要定期检查。使用过里面的东西之后，记得补充新的。去度假的时候，别忘了把急救箱也带上。药物过期速度很快，所以也可以和急救箱里的其他东西分开放。急救箱需要放在儿童接触不到的地方。

给孩子讲解急救的过程

作为父母，你有的时候可能会为了安慰孩子，告诉他们治疗的过程并不痛——虽然其实还是挺疼的。但这并不是一个好主意，因为孩子会因此失去对你的信任。如果接下来还需要进一步的治疗，想要让她听话就会很困难。所以，你应该告诉孩子现在的急救是在做什么，或者医生要怎样做才能让她康复。如果这些操作确实很疼，那就按照实情来解释说明，告诉她虽然治疗会带来疼痛，不过之后就不疼了，并且大概描述一下疼痛的程度。

这里举一个对擦伤进行清洁的例子。清洁擦伤确实挺疼的，但你不要告诉孩子一点也不疼，而是要向她解释会有一些刺痛感（或者用其他孩子能理解的话进行解释），而一旦清洁干净、贴上了创可贴，伤口就不疼了。这个时候可以使用我之前提到的计时器。如果你的孩子也想帮忙，那就让她来帮忙。事实上，应该允许孩子参与急救的过程。给她分配一些任务，会让她有一种可操控感，并且能分散她的注意力。当然，有些事情只有你或医生可以做，不过，即使是让她帮忙拿着绷带，或者撕开创可贴的包装，这些小事也能起到很大帮助。

对于年龄在 3 岁左右的孩子，家长可以教他们怎么打急救电话，以及在成年人或其他小朋友发生意外的时候，应该怎么帮他们摆好复苏体位。有一些游戏和应用程序，有助于教会孩子如何打急救电话。

学会如何把一名失去意识的成年人摆成复苏体位，可能挽救一条生命。要是你的孩子已经过了 8 岁生日，那么大可以带她去参加急救课程培训。有一些很棒的课程，可以让家庭成员带着孩子一起学习。

给孩子喂药，学会"贿赂"和"顽固"

给孩子使用止痛药，是对生病的孩子进行治疗的过程中重要的组成部分。然而有时候，年幼的孩子会在不吃药这件事上动歪脑筋。在介绍喂药的"窍门"之前，我想先告诉大家的是，要想让孩子乖乖吃药，有一点一定要记住：你在给孩子喂药的时候，首先应该问问自己"孩子是不是真的需要吃药"。

如果你的宝宝还在蹒跚学步的年龄，虽然发着烧，但她精神仍然很好，能开心地到处跑来跑去，能吃能喝，尿量也不少，那么真的有必要给孩子吃退烧药吗，真的需要给她用抗生素吗？这一点一定要想清楚。而如果你的医生给孩子开了处方，并且告诉你孩子得了细菌感染，需要抗生素，那么就乖乖给孩子喂药，并且一定要完成整个疗程。不过，抗生素对病毒感染并没有什么作用。因此，如果医生说你的孩子患有病毒感染，请不要让他们给孩子开抗生素，这是无效的。

给孩子喂药有几种不同的方法。但无论你选择哪种，你都必须确保给她的剂量是正确的。给药之前务必阅读说明书上的剂量说明，并使用精确的测量工具，如注射器或药杯。如果你是用勺子给孩子喂药的，请准确测量好给药的剂量，再把药倒在勺子上。

对于年龄较大的孩子，你可以尝试"贿赂"——比如，乖乖吃完抗生素的一个疗程，就给孩子买一盒新的贴纸。而对于年龄较小的孩子，你可以假装给她最喜欢的毛绒玩具喂药，当毛绒玩具把药"吃下去"之后，再好好夸夸它，这样对给孩子喂药也是有帮助的。

不过，在喂药这件事上，你必须坚持"零容忍"原则。要告诉你的孩子，无论如何她必须吃药，这一点是没商量的。你可以让她决定吃完药之后是喝一杯水还是喝点饮料，或者如果她想坐在你的腿上吃药，就让她坐上来。这样做可以让孩子感觉自己有一定的决定权，但她最终还是得吃药。归根结底，是你在控制这件事，你必须要引导她。你可以让她和你讨价还价，但必须要让她把药吃下去。

有一些意志非常坚定的孩子，会先把药物含在嘴里，过几分钟后再吐出来，甚至能坚持到孩子的家长觉得她已经把药咽下去之后。

你可以将药物混在少量酸奶或其他易消化的食物中，但是也不要混太多，因为你要保证孩子把所有食物吃掉，以摄入药物的全部剂量。一般满满一勺就够了，不要将药物放进一整瓶牛奶中，孩子可能喝不了这么多。在将药物混合到食物或饮料之前，还要咨询一下药剂师——有许多药物的代谢过程可能会受到某些食物的影响，不能一同服用。

　　如果你的孩子真的特别顽固，那么你需要有耐心，持之以恒。如果孩子因为把药吐了而导致病情恶化，这时候再去医院会更麻烦。你可以找另外一个成年人帮你抱着孩子，你来喂药。要抱住她，不要按着她，孩子需要安全感，不要让她感到害怕。

　　在我早期的护理生涯中，一位名叫佩格的高级儿科护士教会了我给孩子喂药的技巧。看到那些特别顽固的孩子顺利吃下难吃的药物，还没有朝她吐口水，我真是备感惊讶。

　　为了让孩子吃下药，佩格护士使用过这些技巧：

+ 将孩子抱在怀里。

+ 把孩子的下臂按在你的手臂下面，用手握住孩子的另一只手臂，保持冷静。

+ 让孩子轻轻抬头。

+ 将注射器放在嘴边，一次喷一点点。慢慢地，你的孩子应该意识到了你对这种药物的认真态度，她会明白这时候应该服药。

　　对于婴儿，有一种很好使的喂药方法：用注射器把一点药物喷到她脸颊内侧的一边，并迅速往她的脸颊上吹气。这会引发反射，让她把药吞下去。重复这个动作，直到宝宝把药物完全吃下去。还有一种方法是在她的嘴里放一个安慰奶嘴，然后把注射器放到奶嘴的一侧，并在她吸吮的时候一点

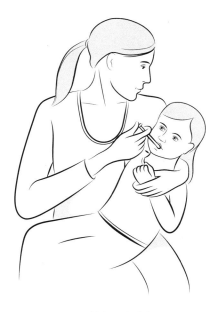

▲ 给小孩子喂药

点把药喷进嘴里。

　　再次重申，用药的时候要始终遵循药品说明或医生的指示。另外，抗生素对病毒感染是没有用的，普通感冒的时候不要给孩子吃抗生素。

小
结

　+ 给孩子喂药前，必须用注射器或药杯准确测量药物的剂量。

　+ 每次往孩子嘴里喷一点药物，这会让孩子更难把药吐出来。

　+ 在将药物与食物或饮料混合之前，请咨询药剂师。

照顾好你自己，才能做孩子的超人父母

对父母来说，后知后觉是一件很奇妙的事。比如，宝宝的牙齿长出来之后，你回想一下之前宝宝嘴里的小牙尖，就会突然明白为什么当时她的嘴里有这个小东西。但在当时，你可能正处在为了哄孩子而挠破头的状态。

然后，你搞清楚了这件事之后，孩子进入下一个发育阶段，你又会开始感觉到没有头绪。育儿就像坐上了永远都不会停的过山车，而你只能一直往前走！

作为父母，你可能时刻觉得自己如履薄冰，甚至有时候被压力压迫得喘不过气来，这是很正常的。但是你仍然坚持了下去，因为你无条件地爱着你的孩子。当然，也是因为育儿过程中还有很多有趣的事情！

为了成为一名合格的家长，你也需要照顾好自己。拥有一些自己的时间，或向他人寻求帮助，并不是一件自私的事。如果你一直在燃烧自己的精力，从来都不花点时间让自己休息一下，最终你会陷入困境之中，无论是身体还是心理都会承受不住的。

你可以偶尔离开你的孩子 1 小时，让自己放松一下。给自己放个假，让你的伴侣、家人、朋友每周至少帮你照顾孩子 1 小时。我有很多朋友说这是不可能的，他们都没有时间。但你可以找出这些零散的时间来。换个角度想想，在孩子们睡觉的时候，你大可以找个保姆，或者让伴侣帮忙照顾一下，而你不要再一头扎进日复一日的生活中，用这个时间去上瑜伽课、去健身房，或者去朋友家喝一杯葡萄酒——你可以做任何你想要的事。同时，也时不时地让你的伴侣像这样放松一下。

如果你是单亲爸爸或妈妈，那么想为自己找点休息时间会比较难。你可以考虑请其他朋友帮忙，或者在自己的朋友圈里和其他父母交换照看孩子。轮流照顾对方的孩子，并把这件事安排在日程里，这样你们每周都会有一些值得期待的事情。当你给自己好好充过电之后，你的整体状态都会发生变化。而如果你总是在筋疲力尽的状态中，孩子的一声尖叫就可能会让你彻底爆发。充分休息过后，你的承受能力会更强，并且会期待着和孩子们一起享受更多的时光。我可以保证，如果我有充足的时间，我会成为一个更好的家长。即便是多出了 1 小时的时间，也能起到很大作用。孩子们也能注意到这一点。我的女儿曾经告诉我她喜欢运动，当我问她为什么的时候，她说，因为运动能让人感觉良好，"就像妈妈你运动过后回家那样，满脸都是笑容，而且还说一点都不累！"

你不仅需要一些自己的时间（不要有负罪感），而且你还要确保自己的健康状况良好。你自己保持好身体健康，也是对孩子负责。你需要和全科医生沟通，进行常规体检，女性的宫颈涂片筛查、乳房检查，男性的前列腺检查以及胆固醇和皮肤检查等都是常规项目。如果你觉得自己没什么精神，或者感觉哪里不对，那就做点什么吧，不要总是想着过几天自己就会没事了。对你来说，可能只是身体缺乏了一些微量元素，比如缺乏维生素 D 或者缺铁，而这时候你只要吃一些补充剂就行了。

同样地，你还要确保自己吃得好。我的小女儿出生后的头几个月，我的早餐和午餐总免不了吃大女儿剩下的食物。还好我并不讨厌她剩下的面包边。

当你给孩子喂饭的时候，也坐下来和他们一起吃。这样有助于让孩子吃得更多，你陪伴孩子的时间也会越长。我的一个朋友曾经给我讲过某个家庭的故事，这个家庭的成员都互相喜欢并尊重彼此，即使孩子们现在已经成年，他们仍然经常见面。我的朋友向这个家庭的家长询问了背后的秘密，他表示这很简单。在孩子成长的阶段，家人们要确保每周至少有 3 ~ 4 个晚上一起吃晚餐，并在餐桌上聊聊天。确实，随着孩子们慢慢长大，工作、上学等事情交织在一起，想要组织一次全家聚在一起的晚餐也越来越难了，但他们仍然会尽力实现这一目标。其结果是，这种餐桌谈话的形式一直维持到了现在。利用用餐的时间，给自己和孩子一点动力，无论孩子多大，都利用好这段时间好好聊一聊，这是一个非常明智的方式。

保持自己的身心在最佳状态，并且做好准备应对日常生活中的挑战，这样你就能成为一名优秀的家长了。

● 照顾好自己的重要性

　　家里人各种各样的需求总会让我不堪重负，为了满足这些要求，把我的个人需求排除在外似乎更省事。但是我发现，这样做会让我更加筋疲力尽，脾气也变得急躁、不耐烦。而如果我个人的状态不好，或者像我丈夫说的那样，突然"发飙了"，就会让整个家庭都受到影响。花一点时间让自己从育儿的繁忙中抽身出来，可以创造一个完全不同的世界，即使只是坐下来吃一顿体面的午餐（而不是光吃我孩子的剩饭），或者睡个10分钟的午觉，这种短暂的放松时光一样能带来效果。给自己一点休息的时间能换来很多好处，当我拒绝那些烦心事，说出"不"的时候，我自己的心情也会变得很愉悦。我可以再次做回我自己，而不是成为一个唠唠叨叨的老太婆。这就像坐飞机的安全说明里面写的那样：在给别人戴上面罩之前，先给自己戴好面罩。对父母来说也是如此。照顾好自己是我们可以传授给孩子的一个非常宝贵的建议，所以，请你以身作则。

凯西

后　记

　　现在你已经阅读到了这本书的最后，我希望你在经过前面的阅读之后，可以对处理紧急情况更加有信心。你的孩子在成长的道路上，可能会遇上各种各样的坎坷，想到这里，你可能会觉得有些恐慌，但我建议你换一种思路。不要因为那些可能出现的问题感到不知所措，而是要通过掌握更多的知识，来让你自己变得强大。

　　这也是为什么我鼓励你和你的家人参与到急救课程当中来。没有什么能够取代实际操作的经验。用这些救命的知识来武装自己吧！

　　如果你是在上完急救课程后阅读的这本书，那么它应该能在你需要的时候帮你巩固在实践培训中学到的知识。在医院工作的时候，很多父母曾经跟我说过，虽然他们以为自己上完急救课就会忘得差不多，不过在紧急情况发生时，他们仍然能够回忆起应该做什么。不时地阅读这本书肯定有助于唤醒你的记忆。你可以通过另一个实践课程来更新自己的知识。这本书中的信息是在出版时的最佳解决方案，但请记住，医学界一直在进步，所以要确保你脑子里的知识都是最新的。

面对面急救课程的另一个好处是，我们绝大多数人都是通过视觉和运动感觉来学习的。我们通过观察和实践练习来让知识留在自己的脑子里。是的，确实有些急救课程枯燥乏味，讲的都是课本上的知识，而且动手操作的时间并不多，但也有一些课程还是很有趣的，例如我们在CPR Kids上面提供的课程。

希望你可以一遍又一遍地阅读这本书，并在书的后面做好笔记。你可以通过给书页折角的方式，给有帮助的内容做标记，以便你在急需的时候快速找到自己需要的内容。

最重要的是，要及时更新自己的急救知识，这样你就永远不会成为那些说"我不知道该怎么做"的父母啦。

萨拉

致　谢

感谢那些分享了知识的护士、医生、护理人员、专职医疗人员，以及其他健康、安全和学术专业人员——有了你们，这本书才能顺利诞生，谢谢你们带来的智慧与经验。

感谢那些讲述了自己的故事的父母和监护人——谢谢你们给我讲的这些生活中的点滴，能够读到你们的这些故事，我感到非常荣幸。

感谢我的家庭——你们是我的全部。这本书就是为了你们而写就的。

感谢莎莉·莫里——对你的感激之情无以言表，只能回报给你一个笑脸，以及永恒的友谊。

感谢约翰娜·罗伯茨——谢谢你为本书绘制的插图。

感谢海伦、路以及哈珀·柯林斯的团队——谢谢你们相信我的这本书能为社会带来明显的影响。

感谢 CPR Kids 团队——谢谢你们悄悄地改变每天的生活。

感谢那些我有幸参与照顾的所有家庭——谢谢你们告诉我每个人都有故事，鼓励我每天怀着一颗感恩的心。

最后感谢孩子们，正因为你们，我才如此热爱我现在所做的事情。

索 引

FONGHONG

凤凰联动出品